"经"通体健
中医经络穴位
理疗大全

国医堂主任医师，北京中医药大学针灸推拿专业博士生导师 **李志刚** 主编

失眠基础按摩疗法

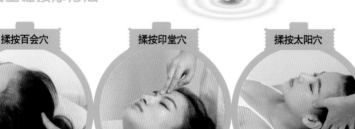

| 揉按百会穴 | 揉按印堂穴 | 揉按太阳穴 | 掐揉神门穴 |

重庆出版集团 ⓒ 重庆出版社

图书在版编目（CIP）数据

"经"通体健:中医经络穴位理疗大全/李志刚主编.
--重庆:重庆出版社,2016.6
ISBN 978-7-229-11128-1

Ⅰ.①经… Ⅱ.①李… Ⅲ.①经络－穴位疗法 Ⅳ.①R245.9

中国版本图书馆CIP数据核字(2016)第081170号

"经"通体健：中医经络穴位理疗大全
"JING" TONG TIJIAN:ZHONGYI JINGLUO XUEWEI LILIAO DAQUAN

李志刚　主编

责任编辑：陈渝生
责任校对：何建云
装帧设计：深圳市金版文化发展股份有限公司
出版统筹：深圳市金版文化发展股份有限公司

重庆出版集团
重庆出版社　出版

重庆市南岸区南滨路162号1幢　邮政编码：400061　http://www.cqph.com
深圳市雅佳图印刷有限公司印刷
重庆出版集团图书发行有限公司发行
邮购电话：023-61520646
全国新华书店经销

开本：787mm×1092mm　1/16　印张：14　字数：200千
2016年6月第1版　　2016年6月第1次印刷
ISBN 978-7-229-11128-1

定价：39.80元

如有印装质量问题，请向本集团图书发行有限公司调换：023-61520678

前言
Preface

中医治人，西医治病。治人，人好了，病就没了。医病，一个病好了，另一个病又来了。病是果，人是根。只有从根源上解决了问题，人体这棵树才能枝繁叶茂，百病不生。

"通则不痛，痛则不通"的中医理念道出了疾病的实质和内涵，意思是说，人体经络通畅，则身体正常，不会感觉疼痛或不舒服，而经络不通就会引起疼痛或疾病。人体除了脏腑外，还有许多经络穴位，每一经络都与脏腑相关联，人体通过这些经络把内外各部组织器官联系起来，构成一个整体。前人在研究人体经络穴位时不单单是为了研究本身，主要还是为了针对人的身体对症取穴通络，治疗疾病，造福人类。中医经络穴位疗法是传统中医源远流长的宝贵遗产，属于自然保健疗法，千百年来广泛流传于我国民间。对大众来说，"经穴疗法"这一传统疗法就是一剂不苦口的"良药"，作为日常保健之用，既经济、简便，又安全。

本书就是依据上述中医理念，用通俗易懂的语言讲解了按摩、刮痧、拔罐、艾灸四大经穴理疗法的中医基础理论，详解了118种生活中时常会遇到的病症及其适宜的经穴疗法，打开本书，按摩、刮痧、拔罐和艾灸这些简单易学的经穴理疗方法将一一呈现在您的眼前，让您按需取穴，对症用穴，实事求是，随症施治，更直接、更准确地教给朋友们简便、实用又有效的防治疾病的方法。我们还给每一病症配备了真人同步演示视频，让您扫扫二维码就可以边看边学边操作，在家就能轻松让您学会扶正人体阳气，驱除体内邪气，祛除常见病症。小小穴位，通过适当的理疗刺激，就能让您收获大健康，达到经通体健的理想状态。

此书涵盖常见的内科、妇科、男科、儿科、皮肤科、骨伤科等病症，读者无论有无医学基础，都可以轻松入门，为自己、为家人供急时之需，疗身体之疾，是您最实用、最有效、最直接的防病、治病宝典。

目录
Contents

"经"通体健：
中医经络穴位理疗大全

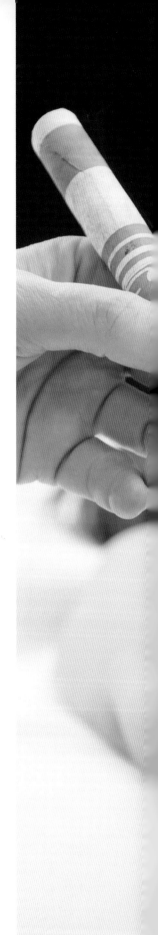

PART / 1
人体自愈大药——经络穴位

PART / 2
舒缓身心，纠正亚健康状态

PART / 3
扶正祛邪，赶走常见小病痛

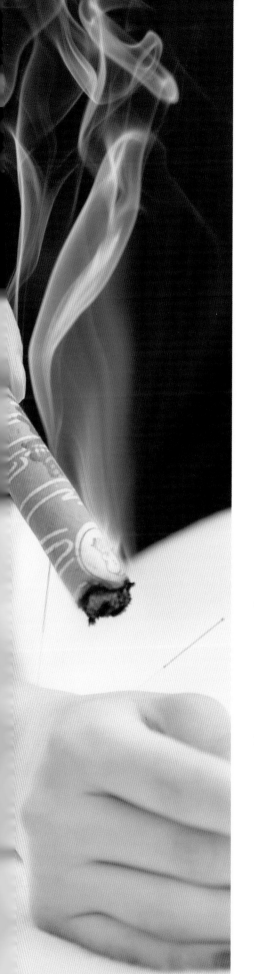

PART / 4

滋阴益阳，摆脱两性难言之隐

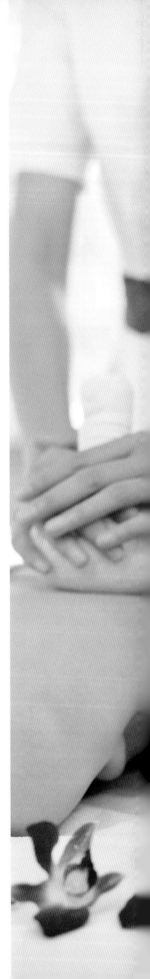

PART 5

延年益寿，调理中老年多发病

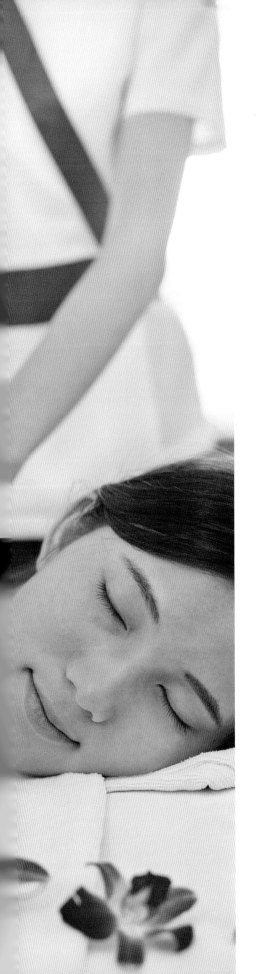

PART / 6

舒筋活络，缓解骨伤科病痛

PART / 7

排毒利窍，扫除五官、皮肤问题

PART / 8
强身健体，呵护小儿健康

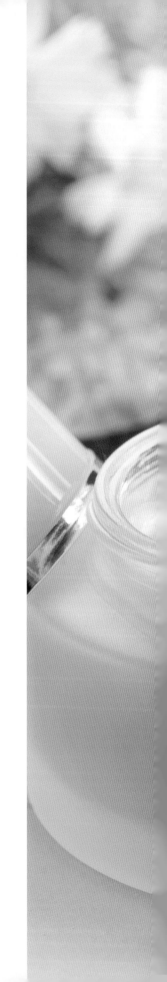

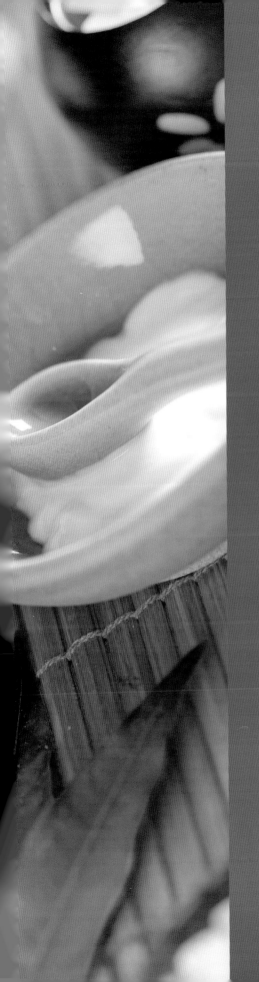

PART 1

人体自愈大药
——经络穴位

身体不适，只要适当刺激经络穴位，马上就会感觉轻松很多，这就是我们人体自愈大药的神奇之处。知道它的作用，想深入了解它更多的相关知识，如：找准穴位的方法、可行的操作方法及注意事项……本章将为你释疑，知道点中医理疗知识，多一份健康关怀！

经络穴位——看不见的健康钥匙

经络如线，串起点点穴位，内连脏腑，外连筋肉、皮肤。经络穴位以其独特的作用一直监控并维护着我们的健康，只是我们熟视无睹或者置若罔闻而已，重视它，重拾属于你的健康钥匙。

"经"的原意是"纵丝"，有路径的意思，简单地说，就是大的、纵行的主干即为"经"，是存在于机体内部、贯穿上下、沟通内外的桥梁；"络"的原意是"网络"，简单说就是主路分出的辅路，即主干分出的分支为"络"，是存在于机体的表面，纵横交错，遍布全身的细小分支。《灵枢·脉度》讲："经脉为里，支而横者为络，络之别者为孙。"经络是人体内经脉和络脉的总称，经脉包括十二经脉、十二经筋、十二经别、十二皮部和奇经八脉，其中属于经脉方面的，以十二经脉为主，而我们通常说的十二经脉由手三阴经、手三阳经、足三阴经、足三阳经组成；奇经八脉则由任脉、督脉、冲脉、带脉、阴维脉、阳维脉、阴跷脉、阳跷脉组成。络脉由十五络脉、孙络和浮络组成，但以十五络脉为主。经脉和络脉纵横交贯，遍布全身，它将人体内外、脏腑、肢节联络成一个有机的整体。从生理学上讲，经络是细胞群、体液和组织液之间能量交换的通道，是人体功能的调控系统。

穴位是什么？如果说经络是气血运行传输的通道，是纵横交错的线的话，那么穴位就是气血停留汇聚的地方所形成的一个个点。这些点不可小觑，理论上讲人体的健康和疾病，通常会通过其相对应的穴位作出一定程度的反应和提示，是人体发生疾病的"报警器"。远在新石器时代，我们的祖先就已经使用砭石来砥刺放血，割刺脓疡；或在体表某一部位用火烤、烧灼等方法来减轻和消除伤痛。久而久之，我们的祖先逐渐意识到人体的某些特殊部位具有治疗疾病的作用，这就是穴位发现的最初过程。著名医典《黄帝内经》记载了160个穴位名称。晋代皇甫谧编纂了我国现存针灸专科的开山名作《针灸甲乙经》，对人体340个穴位的名称、别名、位置和主治一一进行了论述。至宋代，王惟一重新拟定穴位，撰著《铜人腧穴针灸图位》。可见，很早以前，我国古代医学家就知道依据经络穴位治病，并在长期实践过程中形成了经络学的完整理论体系。

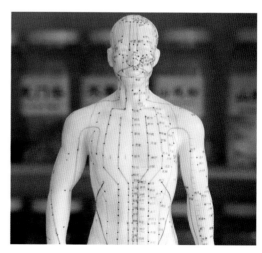

4种方法，让您轻松找准穴位

人体出现疾病时我们可以通过点按人体的一些经络穴位来缓解和治疗，所以取穴尤为关键，自然而然穴位的定位也就成了重中之重。如果找对了穴位，再加上适当的操作手法，便可以益寿延年，缓解身体的各类疾病；但如果在一窍不通或是一知半解的情况下胡乱摆弄，则往往会弄巧成拙。所以，在进行自我按摩之前，要学会如何找准穴位。下面我们罗列一些常用的取穴方法。

手指同身寸取穴法

利用患者本人的手指作为测量的尺度来量取穴位的方法称为手指度量法，又称为"手指同身寸"，是临床上最常用的取穴找穴方法。

"同身寸"中的"寸"并没有具体的数值。"同身寸"中的"1寸"在不同的人身体上长短是不同的，较高的人的"1寸"要比较矮的人的"1寸"要长，这是由身体比例来决定的。所以，"同身寸"

只适用于人体自身，而不能用自己的手指去测量别人身上的穴位，这样做是找不准穴位的。

拇指同身寸：大拇指横宽为1寸。

中指同身寸：中指中节屈曲，手指内侧两端横纹头之间的距离为1寸。

横指同身寸：又叫"一夫法"，食指、中指、无名指和小指四指并拢，以中指中节横纹处为准，食指、中指、无名指和小指四指指幅横宽为3寸；另外，食指与中指并拢横宽为1.5寸。

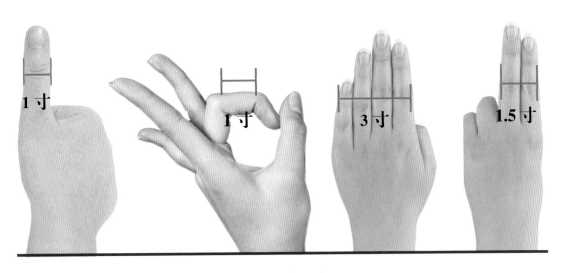

常用同身寸示意图

体表标志取穴法

是腧穴定位法之一，体表标志主要指分布于全身体表的骨性标志，可分为固定标志和活动标志。

固定标志：常见判别穴位的标志有眉毛、乳头、指甲、趾甲、脚踝等。如：神阙位于腹部脐中央；膻中位于两乳头中间。

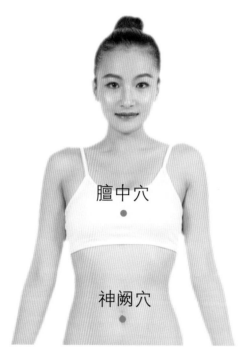

动作标志：需要作出相应的动作姿势才能显现的标志，如张口取耳屏前凹陷处即为听宫穴。

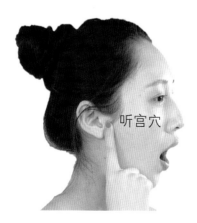

骨度分寸法

始见于《灵枢·骨度》篇。它是将人体的各个部位分别规定其折算长度。作为量取腧穴的标准。如前后发际间为12寸；两乳间为8寸；胸骨体下缘至脐中为8寸；耳后两乳突（完骨）之间为9寸；肩胛骨内缘至背正中线为3寸；肩峰缘至后正中线为8寸；肘横纹至腕横纹为12寸；股骨大粗隆（大转子）至膝中为19寸；膝中至外踝尖为16寸；胫骨内侧髁下缘至内踝尖为13寸。

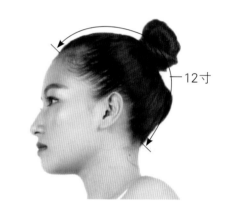

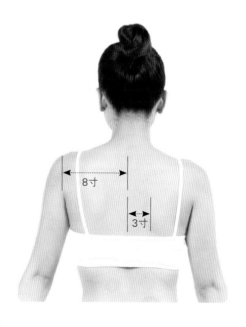

骨度分寸定位表

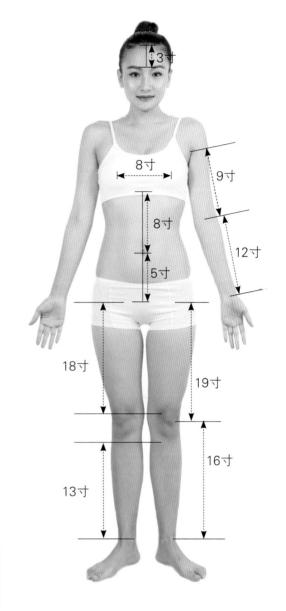

部位	起止点	折量寸	度量方法
头部	前发际到后发际	12寸	直
	耳后两乳突之间	9寸	横
	眉心到前发际	3寸	直
胸腹部	天突穴到剑突处	9寸	直
	剑突到肚脐	8寸	直
	脐中到耻骨联合部	5寸	直
	两乳头之间	8寸	横
侧身部	腋窝下到季胁	12寸	直
	季胁下到髀枢	9寸	直
上肢部	腋前纹头到肘横纹	9寸	直
	肘横纹到腕横纹	12寸	直
下肢部	耻骨联合处到股骨下端内侧髁	18寸	直
	胫骨下端内侧髁到内踝尖	13寸	直
	髀枢到外膝眼	19寸	直
	外膝眼到外踝尖	16寸	直

说明：度量方法中的"直"指矢状线，即与人体正中线平行的线为"直线"；"横"即与人体正中线水平垂直的线为"横线"；"季胁"即第11肋骨的下缘；"髀枢"即人体股骨大转子处。

感知找穴法

身体感到异常，用手指压一压，捏一捏，摸一摸，如果有痛感、硬结、痒等感觉，或与周围皮肤有温度差，如发凉、发烫等，或皮肤出现黑痣、斑点，那么这个地方就是所要找的穴位。感觉疼痛的部位，或者按压时有酸、麻、胀、痛等感觉的部位，可以作为阿是穴治疗。阿是穴一般在病变部位附近，也可在距离病变部位较远的地方。

经通体自健——经穴疗法的功效

作为中医四大经穴理疗法的按摩、刮痧、拔罐、艾灸，因其操作方法的不同，所发挥的功效也有所不同。养生保健想要达到较好的疗效，就得选择合适的理疗方法，当然就得知道每种理疗方法的功效。

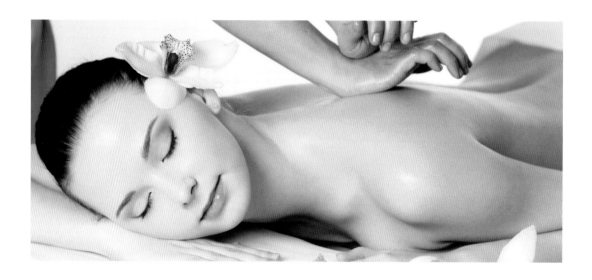

按摩的功效

按摩疗法在经络保健养生中是非常有效的一种疗法。它运用按摩的各种手法，从上往下或从内往外进行按摩，直接循经于经络，作用于皮肤、末梢神经、血管和肌肉等，促进血液循环和新陈代谢，对内脏起保健作用，同时还可以治疗一些慢性疾病，放松肌肉，消除疲劳，恢复人体功能。

平衡阴阳，调整脏腑

阴阳失调便会引发脏腑功能的紊乱，从而导致疾病的发生。《内经》曰："阴盛则阳病、阳盛则阴病。阳盛则热，阴盛则寒。"按摩能够调整脏腑的功能，使之达到阴阳平衡。实践证明：强而快的按摩手法能够引起神经和肌肉的兴奋；轻而缓的按摩手法则可以抑制神经、肌肉的功能活动。比如使用轻揉手法对头部进行推抹，能够抑制大脑皮质；如果使用较重的手法进行按揉，则可以兴奋大脑皮质。血糖过高的病人，通过按摩，可以令血糖值下降；血糖过低者，经过按摩后，血糖值能够得到升高。除此之外，按摩还可以调整血压、心率，调节胰岛素和肾上腺素的分泌等等。

疏通经络，调和气血

作为运行气血的通路，经络内属于脏

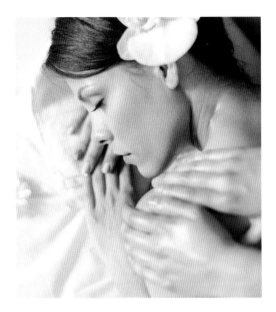

腑，外络于肢节，它将人体的各个部分有机地联系在一起。当经络不通时，机体便会产生疾病，而通过按摩，可以使经络疏通，气血流通，进而消除疾病。《医宗金鉴》曰："按其经络，以通郁闭之气，摩其壅聚，以散瘀结之肿，其患可愈。"如果因为腹部受寒而出现了胃痛、腹胀以及不思饮食等症状，便可通过按摩胃俞、中脘、足三里等穴来温通经络、祛寒止痛。

按摩还能够延缓心肌纤维退化，扩张冠状动脉，增加供血流量，促进血氧和营养物质的吸收，进而加强心脏功能，防治冠心病、脉管病、肌肉僵直以及手足麻木、痉挛和疼痛等。如果年过四十，还能够每日坚持自我按摩的话，便可以降低血液当中的尿酸水平，防止血小板聚集，从而预防脑血栓等疾病。

扶正祛邪，增强体质

《素问·邪客篇》曰："补其不足，泻其有余，调其虚实，以通其道而去其邪。"自我按摩是患者通过自我刺激穴位，从而促进自身的消化吸收和营养代谢，保持软组织的弹性，提高肺活量等的理疗方法。经常进行自我按摩能够使苍白、松弛、干燥的面部皮肤变得红润并且富有弹性，令肥胖者的身体变得灵活，使瘦弱者体重增加、身体强健，使肺气肿患者的呼吸功能得以改善，提高机体免疫能力，进而防止发病等。

强壮筋骨，通利关节

骨伤疾患会直接影响到运动系统功能，自我按摩能够强健筋骨，令患者的正常功能得以恢复，令由于肌肉等软组织痉挛、粘连而导致关节失利的患者解痉松粘、滑利关节。实践证明，在病变的关节部位进行按摩，可以促进关节滑液的代谢，增强关节囊和关节的韧性。中医认为肾主骨，为先天之本，小儿先天不足，便容易患上佝偻病；壮年肾气亏损，就会过早出现颈椎、腰椎骨质增生等病。经常对肾俞、关元等穴位进行按摩，能够补肾强骨，令全身筋骨强健、关节灵活，还可以防治上述病变。

活血化瘀，消肿止痛，松解粘连

肢体软组织损伤之后，这个部位的毛细血管便会破裂出血，出现局部瘀血而又肿胀疼痛的现象。外伤或者出血这种局部的刺激可引起血管的痉挛。而按摩能够加速局部供血、消散瘀血、松解粘连、消除痉挛、恢复关节功能。如肩周炎患者经过自我按摩并配合肩关节的运动后，能够松解关节周围的粘连，消除局部疼痛。

总之，按摩不仅能够强身健体、益寿延年，还可以防治许多疾病。

刮痧的功效

刮痧是以中医脏腑经络学说为理论指导，集针灸、按摩、点穴、拔罐等非药物疗法之所长，用水牛角为材料做成刮痧板，配合香蔓刮痧疏导油进行的一种自然疗法，对人体有活血化瘀、调整阴阳、舒筋通络、排除毒素等作用。

预防保健作用

刮痧疗法的作用部位是体表皮肤，皮肤是机体暴露于外的最表浅部分，直接接触外界，且对外界气候环境等变化起适应与防卫作用。皮肤之所以具有这些功能，主要依靠机体内卫气的作用，卫气调和，则"皮肤调柔，腠理致密"。健康人常做刮痧可增强卫气，卫气强则护表能力强，外邪不易侵表，机体自可安康。若外邪侵表，出现恶寒、发热、鼻塞、流涕等表证，及时刮痧可将表邪及时祛除，以免表邪侵入五脏六腑而生大病。

治疗作用

活血化瘀

刮痧可调节肌肉的收缩和舒张，使组织间压力得到调节，以促进刮拭组织周围的血液循环，增加组织流量，从而起到活血化瘀、祛瘀生新的作用。

调整阴阳

刮痧可以改善和调整脏腑功能，使阴阳得到平衡。如肠道蠕动亢进者，在腹部和背部等处使用刮痧手法可使亢进者受到抑制而恢复正常；反之，肠道蠕动功能减退者，则可促进其蠕动恢复正常。

舒筋通络

刮痧能放松紧张的肌肉，消除肌肉疼痛，二者是相通的。如果使紧张的肌肉得以松弛，则疼痛和压迫症状也可以明显减轻或消失，同时有利于病灶修复。

信息调整

人体的各个脏器都有其特定的生物信息，当脏器发生病变时，有关的生物信息就会发生变化，而脏器生物信息的改变可影响整个系统乃至全身的机能平衡。而刮痧疗法就可以通过刺激体表的特定部位，产生一定的生物信息，通过信息传递系统输入到有关脏器，对失常的生物信息加以调整，从而对病变脏器起到调整作用。

排除毒素

刮痧过程可使局部组织形成高度充血，血管神经受到刺激使血管扩张，血流及淋巴液增快，使体内废物、毒素加速排除，组织细胞得到营养，从而使血液得到净化，增强全身抵抗力，进而减轻病势。

行气活血

气血的传输对人体起着濡养、温煦等作用。刮痧作用于肌表，可以使经络通畅、气血通达，则瘀血化散，局部疼痛得以减轻或消失。

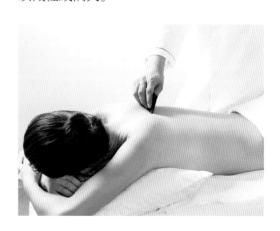

拔罐的功效

拔罐疗法通过拔罐对皮肤、毛孔、经络、穴位的吸拔作用，可以引导营卫之气始行输布，鼓动经脉气血，濡养脏腑组织器官、温煦皮毛，同时使虚衰的脏腑功能得以振奋，畅通经络，调整机体的阴阳平衡，使气血得以调整，从而达到健身祛病疗疾的目的。

拔罐疗法的生物作用

负压作用

国内外学者研究发现，人体在火罐负压吸拔的时候，皮肤表面有大量气泡溢出，从而加强局部组织的气体交换。通过检查还观察到，负压使局部的毛细血管通透性发生变化，出现自家溶血现象，在机体自我调整中产生行气活血、舒筋活络、消肿止痛、祛风除湿等功效。

温热作用

拔罐疗法对局部皮肤有温热刺激作用，以大火罐、水罐、药罐最明显。温热刺激能使血管扩张，促进以局部为主的血液循环，改善充血状态，加强新陈代谢，使体内的废物、毒素加速排出，改变局部组织的营养状态，增强血管壁的通透性，增强局部耐受性和机体的抵抗力，起到温经散寒、清热解毒等作用，从而达到促使疾病好转的目的。

调节作用

拔罐疗法的调节作用是建立在负压或温热作用的基础之上的，首先是对神经系统的调节作用，由于自家溶血等给予机体一系列良性刺激，作用于神经系统末梢感受器，经向心传导，达到大脑皮质；加之拔罐法对局部皮肤的温热刺激，通过皮肤感受器和血管感受器的反射途径传到中枢神经系统，从而发生反射性兴奋，借以调节大脑皮质的兴奋与抑制过程，使之趋于平衡，并加强大脑皮质对身体各部分的调节功能，使患部皮肤相应的组织代谢旺盛，吞噬作用增强，促使机体恢复功能，阴阳失衡得以调整，使疾病逐渐痊愈。

其次是调节微循环，提高新陈代谢。微循环的主要功能是进行血液与组织间物质的交换，其功能的调节在生理、病理方面都有重要意义。

拔罐疗法的机械作用

拔罐疗法是一种中医外治法，也是一种刺激疗法。它在拔罐时通过罐内的负压，使局部组织充血、水肿，产生刺激作用和生物学作用。负压也可使局部毛细血管破裂而产生组织瘀血、放血，发生溶血现象，红细胞的破坏，血红蛋白的释放，对机体产生了良性刺激作用。同时负压的形成牵拉了神经、肌肉、血管以及皮下的腺体，从而引起一系列的神经内分泌反应，给机体造成良性刺激，增强各器官的功能活力。

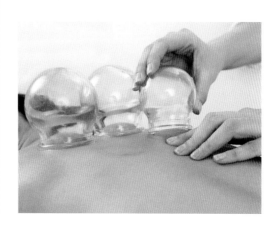

艾灸的功效

艾灸是我国传统中医源远流长的宝贵遗产，属于自然医疗保健疗法，千百年来广泛流传于我国民间。艾灸方法具有独特的找病功能，能在疾病尚未出现的时候发现疾病，符合目前"早诊断、早发现、早治疗"的医疗理念。通过艾灸的找病功能，我们可以更早地发现疾病，防患于未然。

温经散寒

灸法应用其温热刺激，可起到温经通痹的作用。通过热灸对经络穴位的温热性刺激，可以温经散寒，加强机体气血运行，达到临床治疗目的。所以灸法可用于血寒运行不畅，留滞凝涩引起的痹证、腹泻等疾病，效果甚为显著。

调和气血

人体或局部气血凝滞，经络受阻，易出现肿胀疼痛等症状，此时，灸治一定的穴位，可以起到调和气血、疏通经络的作用，临床上可用于疮疡疔肿、冻伤、瘾闭、不孕症、扭挫伤等。

升阳举陷

阳气虚弱不固等原因可致上虚下实、气虚下陷，出现脱肛、久泄久痢、崩漏、滑胎等，而灸疗不仅可以起到益气温阳、升阳举陷、安胎固经等作用，对卫阳不固、腠理疏松者亦有效。

扶阳固脱

凡出现呕吐、下利、手足厥冷，脉弱等阳气虚脱的重危患者，用大艾炷重灸关元、神阙等穴，往往可以起到扶阳固脱、回阳救逆、挽救垂危之疾的作用，在临床上常用于中风脱症、急性腹痛吐泻、痢疾等急症的急救。

拔毒泄热

在古代文献中有"热可用灸"的记载，历代医籍均将灸法作为疮疡肿胀的一个重要治法。灸法能以热引热，使热邪外出，达到排毒的目的。

防病保健

艾灸除了有治疗作用外，还是防病保健的方法之一，可使人胃气盛、阳气足、精血充，从而加强了身体抵抗力，病邪难犯，达到防病保健之功。

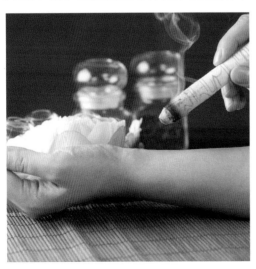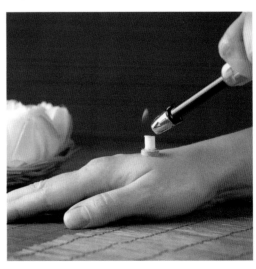

图解按摩、刮痧、拔罐、艾灸四大经穴理疗法

中医理疗学是一门既古老又年轻的学科，早在公元前7000年的石器时代，当时的原始人利用阳光、砭石、石针、水和按摩等治疗疾病，维护健康。公元前2-1世纪（西汉）黄帝内经（素问篇）详述了攻达（针灸）、角（拔罐）、药熨（温热）、导引（呼吸体操）、按跷（按摩）、浸渍发汗（水疗）等物理疗法。春秋战国时期名医扁鹊常用针灸、砭石、熨贴、按摩等治病。

常用按摩方法

按摩是中医治疗疾病的手段，也是老百姓日常保健的常用手法，按摩的方法不同，其效果也不一样。中医按摩穴位的原则是：实证应该按顺时针方向按摩，虚证则应按逆时针方向按摩。下面为大家详细介绍成人按摩和小儿按摩的各种手法，让您一目了然，手到病除！

成人按摩方法

成人按摩方法包括压法、点法、捏法、掐法、拿法、按法、揉法、提拿法、按揉法、拍法等。

压法

以肢体在施术部位压而抑之的方法被称为压法。压法具有疏通经络、活血止痛、镇静安神、祛风散寒和舒筋展肌的作用，经常被用来进行胸背、腰臀以及四肢等部位的推拿。

掌压法

以掌面为着力点对体表的治疗部位进行按压，可以一边用力，一边进行滑动。

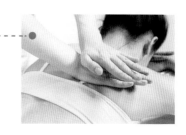

指压法

以手指用力按压穴位，还可以一边用力，一边顺着一定的方向滑动。

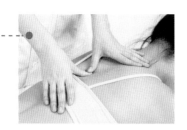

肘压法

肘关节屈曲，以肘尖部为着力点，对体表治疗部位进行按压。

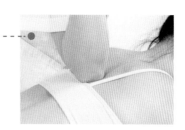

点法

用指端、肘尖或屈曲的指关节突起部分着力，点压在一定部位的推拿手法称为点法，也称点穴。点穴时也可瞬间用力点按人体的穴位，具有开通闭塞、活血止痛、解除痉挛、调整脏腑功能的作用，适用于全身各部位及穴位的推拿。

拇指指端点法

手握空拳，拇指伸直并紧靠于食指中节，用拇指指端点压一定的部位。

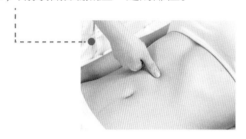

屈拇指点法

拇指屈曲，用拇指指间关节桡侧点压一定部位。操作时可用拇指端抵在食指中节外缘以助力。

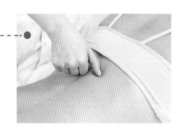

屈食指点法

食指屈曲，用食指第一指间关节突起部分点压一定部位。操作时，可用拇指末节内侧缘紧压食指指甲部以助力。

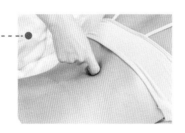

捏法

捏法就是用拇指、食指和中指相对用力，提捏身体某一部位皮肤肌肉的推拿手法。捏法的动作和拿法相似，只是用力较轻微，动作较小。捏法如果施用于脊柱两侧部位，就是我们平时所称的"捏脊"。捏法适用于头部、颈部、四肢和脊背，具有活血化瘀、舒经活络、安神益智的作用，能够治疗消化道疾病、月经不调、神经衰弱等多种慢性疾病。

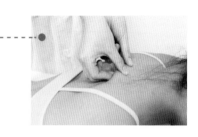

掐法

掐法指的是以拇指指甲在一定的部位或穴位上用力按压的一种推拿手法。掐法适用于面部及四肢部位的穴位，是一种强刺激的手法，具有开窍解痉的功效。如掐人中穴可以解救中暑及晕厥者。

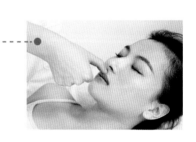

拿法

以单手或者双手的拇指与其余四指相对，握住施术部位，相对用力，并做持续、有节律的提捏方法，称为拿法。主要用于颈部、肩背部及四肢部位。在临床应用的时候，拿后需配合揉摩动作，以缓解刺激引起的不适。

二指拿法

用拇指和食指提拿按摩部位。一般适用于颈项部、骨关节处。

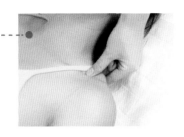

三指拿法

用拇指、食指和中指提拿按摩部位。逐渐用力内收，提起肌肤，做轻重交替而连续的提捏或揉捏。

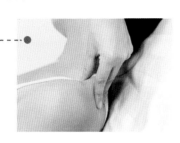

掌拿法

让拇指与四指分开，用掌部力量提拿推拿部位。操作时，手法要稳而柔和。

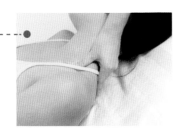

按法

用指、掌或肘深压于体表一定部位或穴位的推拿手法，称为按法，是一种较强刺激的手法，有镇静止痛的作用。指按法适用于全身各部位穴位；掌根按法常用于腰背及下肢部位穴位；肘按法压力最大，多用于腰背、臀部和大腿部位穴位。

掌按法

用掌根或全掌着力于体表某一部位或穴位上，逐渐用力下压，称为掌按法。

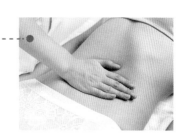

指按法

用手指着力于体表某一部位或穴位上，做一掀一压的动作，逐渐用力下压，称为指按法。

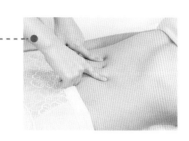

肘按法

用手肘的力量着力于体表某一部位或穴位上，逐渐用力下压，称为肘按法。

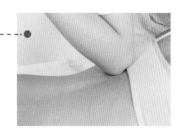

揉法

揉法指的是用指、掌、肘部吸附于肌体表面某些部位或穴位，或在反射区上做柔和缓慢的回旋转动或摆动，并带动皮下组织一起揉动的一类推拿手法。揉法具有宽胸理气、消积导滞、活血化瘀等作用。

单指揉法

用拇指指腹吸附于肌体的某些部位、穴位或反射区上做回旋的揉动，力度适中，适用于狭小部位。

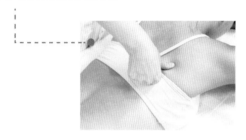

多指揉法

将食指、中指或多指并拢，指腹着力，吸附于肌肤的某些部位或穴位上，做腕关节连同前臂小幅度回旋转动。

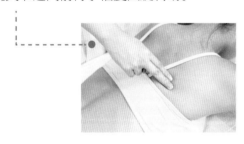

肘揉法

用肘的肌肉丰满的部位着力于肌体的某些部位上，以肩为支点，上臂做主动摆动，同时带动前臂做回旋转动。

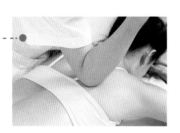

大鱼际揉法

用大鱼际着力于肌肤的一定部位上，腕部放松，以前臂为支点，前臂做主动转动，带动腕部做柔和缓慢的旋转动作。

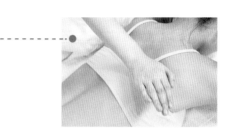

掌根揉法

以掌根部吸附于肌体的某些部位或穴位上，腕部放松，以肘部为支点，前臂做主动摆动，带动腕部做回旋转动。

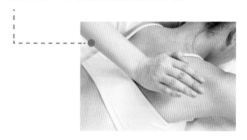

掌揉法

全掌紧贴于肌肤的某些部位上，腕部自然放松，以肘为支点，前臂做主动摆动，带动手腕做柔和缓慢的回旋转动，力度适中。

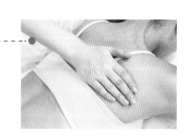

提拿法

提拿法指的是用拇指和其余四指，或用双手分置于患部肌肉或肌腱上，用力向上提起并进行节律性拿提的推拿手法，多适用于颈肩部、腰背部、小腿肚等部位。

单手提拿法

用拇指和其余四指置于穴位处,用力向上提起并进行节律性拿提。

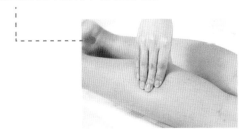

双手提拿法

双手分别置于患部肌肉或肌腱上,用力向上提起并进行节律性拿提。

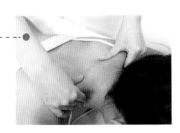

按揉法

按揉法指的是用指腹和掌根置于一定的部位上进行短时间的按压,再做旋转揉动或边按边揉的推拿方法。按揉法能够开窍提神、调和气血、散寒止痛,适用于全身各个部位的推拿。

拇指按揉法

以拇指指腹置于施术部位进行短时间的按压,再旋转揉动或边按边揉。

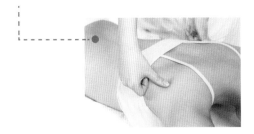

多指按揉法

以多指指腹置于施术部位进行短时间的按压,再旋转揉动或边按边揉。

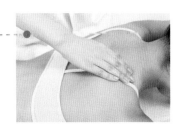

鱼际按揉法

用大鱼际或小鱼际置于身体上进行短时间的按压,再旋转揉动或边按边揉。

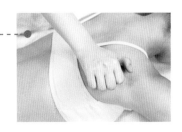

掌根按揉法

用手掌根部置于施术部位进行短时间按压,再旋转揉动或边按边揉。

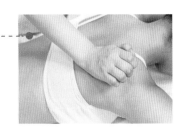

拍法

用虚掌或适用的拍子拍打体表部位,多作为治疗的辅助手法,可用于全身各部,但是胸腹部极少运用。

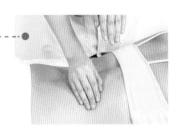

小儿按摩方法

小儿按摩除了可以使用成人手法中的按法、揉法、掐法、捏法、拿法外，还包括以下几种特定按摩方法。

推法

直推法

用拇指、食指或中指任一手指指腹在皮肤上做直线推动。

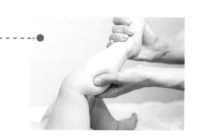

旋推法

用拇指指腹在皮肤上做顺、逆时针的推动。

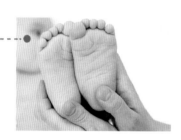

分推法

用双手拇指指腹按在穴位上，向穴位两侧方向推动。

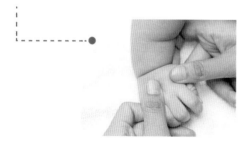

手法要领：力度由轻至重，速度由慢至快。对初次接受治疗者需观察反应，随时询问其感觉以便调节力度和速度。

运法

以拇指或食指的罗纹面着力，附着在施术部位或穴位上，做由此穴向彼穴的弧形运动。

手法要领：宜轻不宜重，宜缓不宜急，要在体表旋转摩擦推动。

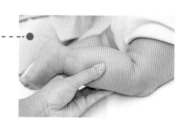

搓法

用双手在肢体上相对用力进行搓动的一种手法。

手法要领：频率一般30~50次/分，开始时由慢而快，结束时由快而慢。

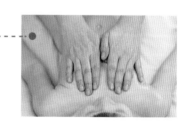

摇法

以关节为轴心，做肢体顺势轻巧的缓慢回旋运动。

手法要领：摇动的动作要缓和稳妥，速度要慢，幅度应由小到大。

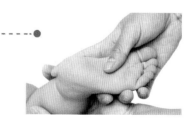

摩法

　　用手指或手掌在身体某一部位或穴位上，做皮肤表面顺、逆时针方向的回旋摩动。

　　手法要领：指或掌不要紧贴皮肤，在皮肤表面做回旋性的摩动，作用力温和而浅，仅达皮肤与皮下。

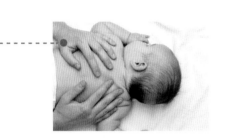

擦法

　　用手指或手掌或大、小鱼际在皮肤上进行直线来回摩擦的一种手法。

　　手法要领：在操作时多用介质润滑，防止皮肤受损。以皮肤发红为度，切忌用力过度。

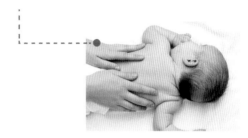

常用刮痧方法

　　刮痧法根据刮拭的角度、身体适用范围等方面可以分为面刮法、平刮法、角刮法、推刮法、立刮法、点按法、按揉法等。

　　要刮痧首先要学会正确的持板方法，也就是握板法，否则刮痧时容易疲惫且效果不佳。正确的握板方法是：刮痧板的长边横靠在手掌心，大拇指和其他四个手指分别握住刮痧板的两边，刮痧时用手掌心的部位向下按压。

面刮法

　　面刮法是最常用的刮拭方法。手持刮痧板，向刮拭的方向倾斜30°～60°，依据部位的需要，将刮痧板的1/2长边或全部长边接触皮肤，自上而下或从内到外均匀地向同一方向直线刮拭，适用于身体平坦部位的经络和穴位。

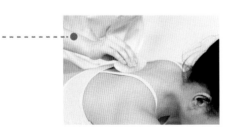

角刮法

　　使用刮板的角部在穴位处自上而下进行刮拭，刮板面与皮肤成45°方向，适用于肩部、胸部等部位或穴位的刮痧。刮拭时要注意不宜过于生硬，因为角刮法比较便于用力，所以要避免用力过猛而伤害皮肤。

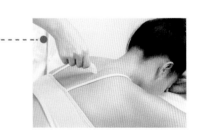

平刮法

手法与面刮法相似，只是刮痧板向刮拭的方向倾斜的角度小于15°，而且向下的渗透力也较大，刮拭速度缓慢。平刮法是诊断和刮拭疼痛区域的常用方法。

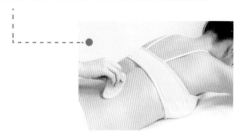

推刮法

推刮法的操作手法与面刮法大致相似，刮痧板向刮拭的方向倾斜的角度小于45°，压力大于平刮法，速度也比平刮法慢一点。

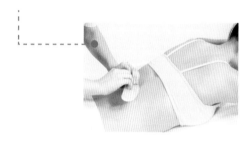

点刮法

将刮痧板角部与要刮拭部位成90°向下按压，由轻到重，逐渐加力，片刻后快速抬起，使肌肉复原，多次反复。这种方法适用于无骨骼的软组织处和骨骼缝隙、凹陷部位。要求手法连贯自如，这种手法刺激性较强，具有镇痛止痛、解除痉挛的作用，多用于实证的治疗。

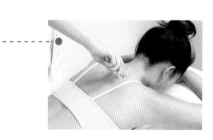

立刮法

刮痧板角部与刮拭部位成90°，刮痧板始终不离皮肤，并施以一定的压力，在约1寸长的皮肤上做短间隔前后或左右的摩擦刮拭，适用于头部穴位。

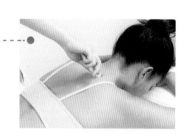

按揉法

垂直按揉

垂直按揉法将刮痧板的边沿以90°按压在穴区上，刮痧板与所接触的皮肤始终不分开，做柔和的慢速按揉。

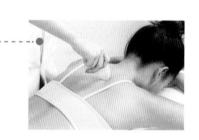

平面按揉

用刮痧板角部的平面以小于20°的方向按压在穴位上，做柔和和迟缓的旋转，刮痧板角部平面与所接触的皮肤始终不分开，按揉压力应当渗透到皮下组织或肌肉。这种刮法常用于手足全息穴区、后颈、背腰部全息穴区中疼痛敏感点的刮拭。

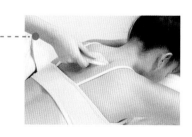

常用拔罐方法

拔罐是基于经络学说发展起来的一种中医传统疗法，古称"角法"，是以罐子为工具，利用火燃烧排出罐内空气，造成相对负压，使罐吸附于施术部位，产生温热刺激及局部皮肤充血或瘀血，以治疗疾病的一种方法，有着数千年的历史，由于方便易行，适用于家庭保健，故能广泛流传于民间，被人们称为21世纪的"绿色疗法"、"自然疗法"。近年来，随着医疗实践的不断发展，人们对于拔罐理疗也有了更深入的了解。下面为大家详细介绍各种拔罐方法，以便您能够更正确运用此法。

常规拔罐法

根据拔罐时使用罐的多少，主要分为单罐和多罐两种方法，而多罐法又可分为密排罐法、疏排罐法、散罐法。

单罐法

用于病变范围较小的病或压痛点。可按病变或压痛的范围大小，选用适当口径的火罐。如胃病在中脘穴拔罐；冈上肌肌腱炎在肩髃穴拔罐等。

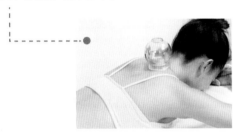

多罐法

用于病变范围比较广泛的疾病。可按病变部位的解剖形态等情况，酌量吸拔数个乃至十几个罐。如某一肌束劳损时可按肌束的位置成行排列吸拔多个火罐。

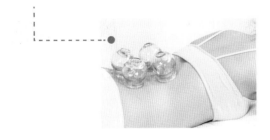

走罐法

走罐法又称行罐法、推罐法及滑罐法等。一般用于治疗病变部位较大，肌肉丰厚而平整的部位，或者需要在一条或一段经脉上拔罐的情况。走罐法宜选用玻璃罐或陶瓷罐，罐口应平滑，以防划伤皮肤。具体操作方法是，先在将要施术的部位涂抹适量的润滑液，然后用闪火法将罐吸附于皮肤上，循着经络或需要拔罐的线路来回推罐，至皮肤出现瘀血为止。操作时应注意根据病人的病情和体质调整罐内的负压，以及走罐的快、慢、轻、重。罐内的负压不可过大，否则走罐时由于疼痛较剧烈，病人将无法接受；推罐时应轻轻推动罐的颈部后边，用力要均匀，以防火罐脱落。

走罐法对不同部位应采用不同的行罐方法：腰背部沿垂直方向上下推拉；胸胁部沿肋骨走向左右平行推拉；肩、腹部采用罐具自转或在应拔部位旋转移动的方法；四肢部沿长轴方向来回推拉等。

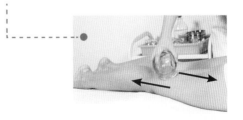

闪罐法

闪罐法是临床常用的一种拔罐手法，一般多用于皮肤不太平整、容易掉罐的部位。具体操作方法是用镊子或止血钳夹住蘸有适量酒精的棉球，点燃后送入罐底，立即抽出，将罐拔于施术部位，然后将罐立即起下，按上法再次吸附于施术部位，如此反复拔起多次至皮肤潮红为止。通过反复地拔、起，使皮肤反复地紧、松，反复地充血、不充血、再充血，形成物理刺激，对神经和血管有一定的兴奋作用，可增加细胞的通透性，改善局部血液循环及营养供应，适用于治疗肌萎缩、局部皮肤麻木、酸痛或一些较虚弱的病症。使用闪罐法时要避免罐口反复加热烫伤皮肤。

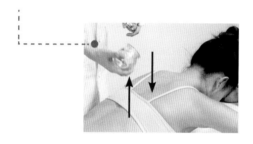

转罐法

转罐法是先用闪火法将罐吸于皮肤上，然后手握罐体，来回转动的方法。操作时手法宜轻柔，转罐宜平稳，防止掉罐。转动的角度要适中，角度过大患者不能耐受，过小无法达到刺激量。注意罐口应平滑，避免转动时划伤皮肤。转罐法可与走罐法配合应用。

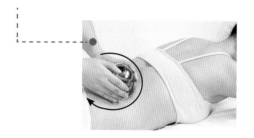

留罐法

留罐法又称坐罐法，是指将罐吸附在应拔部位后留置一段时间的拔罐方法。此法是临床最常用的一种罐法，留罐法主要用于以寒邪为主的疾患、脏腑病。如经络受邪（外邪）、气血瘀滞、外感表证、麻木、消化不良、神经衰弱、高血压等病症，用之均有良效。治疗实证用泻法，即用单罐口径大、吸拔力大的泻法，或用多罐密排、吸拔力大，吸气时拔罐，呼气时起罐的泻法。治疗虚证用补法，即用单罐口径小、吸拔力小的补法，或用多罐疏排、吸拔力小，呼气时拔罐，吸气时起罐的补法。留罐法可与走罐法配合使用，即先走罐，后留罐。

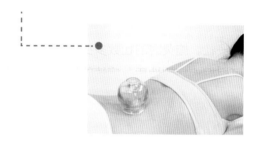

响罐法

响罐法是指在罐具吸定后，稍加推拉或旋转随即用力将罐具拔下，发出"啪"的响声的一种拔罐方法。如此反复吸拔，重复操作多次，以皮肤潮红或呈紫红色为度。此法与闪罐法功效相同，通常用小口径罐具在局部面积较小的部位施术。

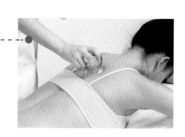

常用艾灸方法

保健、养生、防病这是现代人越来越注重的内容，也是未病先防之法。但在我们保健养生的过程中，总有一些部位是药物达不到，针刺也不能企及的地方，那么人们就要寻求另外的方法。古人就给我们留下了另一笔财宝，那就是艾灸，艾灸疗效可以穿透机体任何部位，与目前现代的养生理念是非常契合的。

艾炷灸

艾炷灸就是将艾炷直接或间接置于穴位上施灸的方法。那么，艾炷又是什么呢？其实，艾炷就是把艾绒做成大小不等的圆锥形艾团。其制作方法也很简单：先将艾绒置于手心，用拇指搓紧，再放到半面桌上，以拇指、食指、中指捻转成上尖下圆底平的圆锥状。麦粒大者为小炷，黄豆大者为中炷，蚕豆大者为大炷。

在施灸时，每燃完一个艾炷，我们叫做一壮。施灸时的壮数多少、艾炷大小，可根据疾病的性质、病情的轻重、体质的强弱而定。根据不同的操作方式，艾炷灸可分为直接灸和间接灸两大类。

直接灸

即把艾炷直接置于皮肤上施灸，以达到防治疾病目的的灸法。施灸时多用中、小艾炷。可在施灸穴位的皮肤上涂少许石蜡油或其他油剂，使艾炷易于固定，然后将艾炷直接置于穴位上，用火点燃尖端。当患者有灼热感时，用镊子将艾炷夹去，再更换新艾炷施灸。此法适用于一般虚寒证及眩晕、皮肤病等。

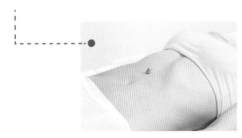

间接灸

即在艾炷与皮肤之间垫上某种药物而施灸，具有艾灸与药物的双重作用。间接灸根据其衬隔物品的不同，可分为隔盐灸、隔蒜灸、隔姜灸等。

隔盐灸

用于脐窝部（神阙穴）施灸。操作时用食盐填平脐孔，再放上姜片和艾炷施灸。若患者脐部凸起，可用水调面粉，搓成条状围在脐周，再将食盐放入面圈内隔姜施灸。本法对痢疾、四肢厥冷等有效。

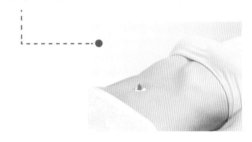

隔蒜灸

取新鲜独头大蒜，切成厚约0.3厘米的蒜片，用细针于中间穿刺数孔，放于穴位或患处，上置艾炷点燃施灸。每灸4～5壮更换蒜片，每穴1次灸足7壮。本法适用于治疗痈、疽、疮、疖等病症。

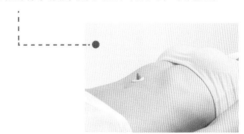

隔姜灸

　　用厚约0.3厘米的生姜一片，在中心处用针穿刺数孔，上置艾炷放在穴位上施灸，病人感觉灼热不可忍受时，可用镊子将姜片向上提起，衬一些纸片或干棉花，放下再灸，或用镊子将姜片提举稍离皮肤，灼热感缓解后重新放下再灸，直到局部皮肤潮红为止。此法简便，易于掌握，一般不会引起烫伤，可以根据病情反复施灸，对虚寒病症，如腹痛、泄泻、痛经、关节疼痛等，均有疗效。

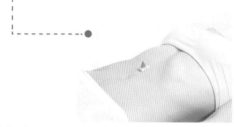

艾条灸

　　将艾条点燃后在穴位或病变部位进行熏灸的方法，又称艾卷灸法。艾条灸是目前人们最为常用的灸法，因其方便、安全、操作简单，最适于进行家庭自我保健和治疗。根据艾条灸的操作方法，分温和灸、雀啄灸和回旋灸三种。

温和灸

　　施灸者手持点燃的艾条，对准施灸部位，在距皮肤3厘米左右的高度进行固定熏灸，使施灸部位温热而不灼痛，一般每处需灸5分钟左右。温和灸时，在距离上要由远渐近，以患者自觉能够承受为度。

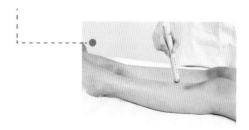

雀啄灸

　　施灸者手持点燃的艾条，在施灸穴位皮肤的上方约3厘米处，如鸟雀啄食一样做一上一下的活动熏灸，而不固定于一定的高度，一般每处熏灸3~5分钟。本法多用于昏厥急救及小儿疾病，作用上偏于泻法。注意向下活动时，不可使艾条触及皮肤，而且要及时掸除烧完的灰烬，此外还应注意艾条移动速度不要过快或过慢，过快则达不到目的，过慢易造成局部灼伤及刺激不均，影响疗效。

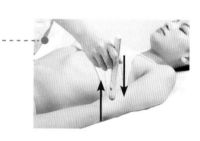

回旋灸

　　施灸者手持燃着的艾条，在施灸部位的上方约3厘米高度，根据病变部位的形状做速度适宜的上下、左右往复移动或反复旋转熏灸，使局部3厘米范围内的皮肤温热而不灼痛。

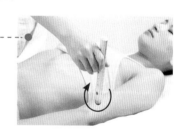

使用经穴疗法的注意事项及配穴方法

经穴疗法是一种比较古老的治病方法，生活中遇见的小病小痛均可选用相应的经穴疗法缓解或治疗，但在操作过程中我们还必须掌握其注意事项和一些重要的配穴方法，这样既便于操作，也能最大限度地发挥理疗的作用，让我们获得更好的疗效。

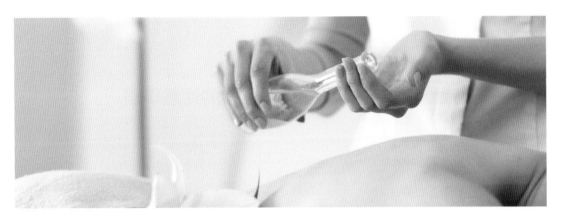

按摩的注意事项

家庭按摩虽然舒适、方便，但是并不是任何情形下都能施用，也有一定的禁忌和注意事项。

成人按摩注意事项

①推拿前要将手洗干净，用温水洗手，要修剪指甲。同时要将妨碍按摩的一切首饰品如手表、戒指、珠子等都摘掉。

②给人按摩时要说明自己的按摩流程，从哪里到哪里，时间多久等，一般来说，按摩20～30分钟为宜。

③按摩时要根据当天的天气选择合适的环境。如夏天按摩时，要选择空气流通，室温、安静的环境；冬天则应保持室内温暖，室温即可，而且手要暖和，以免引起家人肌肉紧张。

④家人有情绪波动，如大怒、大悲、大恐、大喜等极端情绪时则不要按摩，要安抚其情绪。

⑤按摩时，一定要根据被按摩者的个体差异和按摩的部位，选择适当的按摩方法和使用合适的力度。如给肥胖者按摩时，力度可稍大，给体瘦者按摩时力度要轻；在肌肉丰厚的地方（包括臀部、大腿等）力度要重，而肌肉薄弱的地方（包括手臂、胸部等）力度要轻。

⑥在腰部肾区按摩时，不宜用拍打、叩击手法，以免损伤肾脏。

小儿按摩注意事项

①给小儿按摩时，要在小儿身上涂抹适量的婴儿油或乳液，以减少由于摩擦力使小儿皮肤破损的情况。

②要选择一个温暖舒适的环境给小儿按摩，室内温度最好保持温暖，还要保持房间内安静，不要有杂音。

③给小儿按摩要注意力度，力度太轻没有什么作用，力度重，则容易导致损伤，所以力度要适中。

④给小儿按摩时，家长的双手要时刻

保持温暖。

⑤按摩时要时刻注意小儿的反应，如果小儿看起来轻松快乐，则可以继续做下去，反之，如果情况不妙，则应立即停止按摩。

刮痧的注意事项

刮痧时，皮肤局部汗孔开泄，会出现不同形色的痧，病邪、病气随之外排，同时人体正气也有少量消耗。所以，刮痧的时候要注意一些小细节，从细节处保护好身体。

①避风和注意保暖很重要：刮痧时皮肤汗孔处于开放状态，如遇风寒之邪，邪气会直接进入体内，不但影响刮痧的疗效，还会引发新的疾病。因此刮痧半小时后才能到室外活动。

②刮完痧后要喝一杯热水：刮痧过程使汗孔开放，邪气排出，会消耗部分体内津液，刮痧后喝一杯热水，可补充水分，还可促进新陈代谢。

③刮痧3小时内不要洗澡：刮痧后毛孔都是张开的，所以要等毛孔闭合后再洗澡，避免风寒之邪侵入体内。

④不可一味追求出痧：刮痧时刮至毛孔清晰就能起到排毒的作用。有些部位是不能刮出痧的，此外，室温低也不易出痧。所以，刮拭的时候不要一味追求出痧，以免伤害到皮肤。

⑤每次只治疗一种病症，且不要大面积刮拭：刮痧的时候要一次只治疗一种病，并且不可刮拭时间太长。

拔罐的注意事项

①拔罐时，室内需保持20℃以上的温度。最好在避风向阳处。

②患者以俯卧位为主，充分暴露施术部位。

③拔罐时的吸附力过大时，可按挤一侧罐口边缘的皮肤，稍放一点空气进入罐中。初次采用闪罐者或年老体弱者，宜用中、小号罐具。

④拔罐顺序应从上到下，罐的型号则应上小下大。

⑤一般病情轻或有感觉障碍者（如下肢麻木者）拔罐时间要短；病情重、病程长、病灶深及疼痛较剧者，拔罐时间可稍长，吸附力稍大。

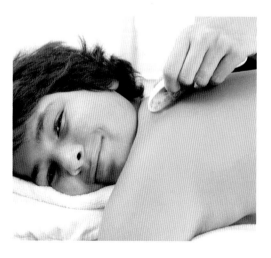

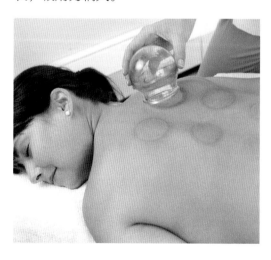

⑥留针拔罐时，要防止肌肉牵拉而造成弯针或折针，发现后要及时起罐，拔出针具。

⑦若出现头晕、恶心、呕吐、面色苍白、出冷汗、四肢发凉等症状，应及时取下罐具，将患者仰卧位平放，轻者可给予少量温开水，重者针刺人中、合谷。

艾灸的注意事项

①术者在施灸时要聚精会神，以免烧烫伤患者皮肤或损坏病人衣物。

②对昏迷的病人、肢体麻木及感觉迟钝的患者和小儿，在施灸过程中灸量不宜过大。

③如果患者的情绪不稳，或在过饥、过饱、醉酒、劳累、阴虚内热等状态下，要尽量避免使用艾灸疗法。

④患者在艾灸前最好喝一杯温水，水的温度应宜略高于体温为宜，在每次灸治结束后再补充一杯热水。

⑤施灸的过程如果出现发热、口渴、出红疹、皮肤瘙痒等异常症状时，一般不要惊慌，继续采用艾灸疗法灸治下去，这些症状就会消失。

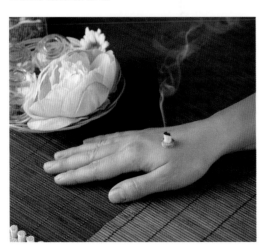

⑥施灸的时间长短应该是循序渐进的，施灸的穴位也应该由少至多，热度也是逐渐增加的。

⑦患者在采用艾灸疗法治疗疾病的过程中，尽量不要食生冷的食物（如喝冷水、吃冰淇淋、凉饭等），否则会不利于疾病的治疗。

适当配穴，让疗效更出众

配穴是在选穴的基础上，选取两个或两个以上、主治相同或相近，具有协同作用的腧穴加以配伍应用的方法。其目的是加强腧穴的治病作用，配穴是否得当，直接影响治疗效果。常用的配穴方法主要包括远近配穴、前后配穴、表里配穴、上下配穴和左右配穴等。

远近配穴

远近配穴法，是近部选穴和远端选穴相配合使用的一种配穴法，为临床医生所常用。使用这种配穴方法，是根据腧穴的局部作用和远部作用。配穴的原则是根据病性、病位的循经取穴或辨证取穴。远近配穴法，实际上包括了近部取穴、远部取穴和辨证取穴3部分，只有把三者有机地配合成方，才能获得良好效果。这种配穴方法，局部选穴多位于头胸腹背的躯干部，远端取穴多位于四肢肘膝以下部位。如《灵枢》中治疗"大肠胀气"，因气上冲胸而见气喘，取穴气海、上巨虚、足三里等。气海穴，是调气消胀的要穴，为局部取穴；上巨虚是大肠的下合穴，足三里是胃的下合穴，均属于足阳明经，是循经远端取穴。

前后配穴

前后配穴法，前指胸腹，后指腰背，即选取前后部位腧穴配伍成方的配穴方法。凡脏腑有病均可采用前后配穴法治疗。临床通常采用俞募配穴法，即取胸腹部的募穴和腰背部的俞穴相配合应用。俞募配穴法的基本原则是"从阳引阴，从阴引阳"。所以在临床上应用时，不一定局限于俞穴、募穴，其他经穴亦可采用。如胃痛，背部取胃仓，腹部取梁门。

表里配穴

表里配穴法，是以脏腑、经脉的阴阳表里关系为配穴依据，即阴经病变，可同时在其相表里的阳经取穴；阳经的病变，可同时在其相表里的阴经取穴。如寒邪客于阳明胃经，经气上逆，可见嗳气、胸闷，取足太阴的太白和阳明的足三里，就是根据脏腑、经脉的表里关系进行配穴的。这种配穴方法可用于原络配穴，一般常见病症可采用。

上下配穴

上下配穴法，是泛指人身上部腧穴与下部腧穴配合应用。上，指上肢和腰部以上；下，指下肢和腰部以下。上下配穴法在临床上应用最广。例如胃痛，上肢取内关，下肢取足三里；咽喉痛、牙痛，上肢取合谷，下肢取内庭；脱肛、子宫脱垂，取百会；头痛项强取昆仑等。

左右配穴

左右配穴法，是根据病邪所犯经络的不同部位，以经络循行交叉特点为取穴依据的配穴方法。它既可左右双穴同取，也可左病取右，右病取左；既可取经穴，又可取络穴，随病而取。例如：左侧面瘫取右侧合谷，右侧面瘫选左侧合谷；左侧头角痛取右侧阳陵泉、侠溪，右侧头角痛取左侧阳陵泉、侠溪。又因经络的分布是对称的，所以临床对于内脏病的取穴，一般均可左右同用，以加强其协调作用。例如胃病取两侧的胃俞、足三里。

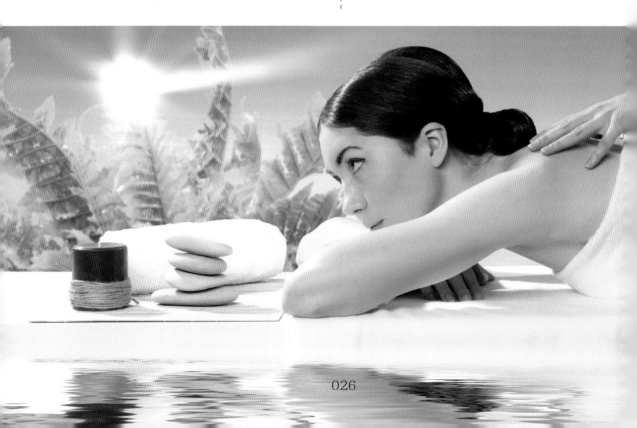

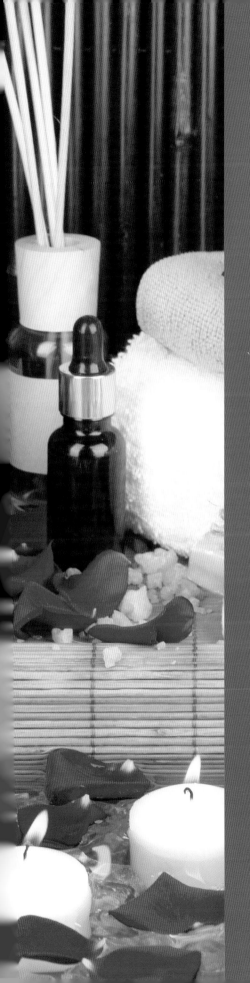

PART 2

舒缓身心，
纠正亚健康状态

今时今日，人们普遍面临着亚健康的问题。久坐、开车、不运动，导致经常肌肉酸痛、头晕、头痛、失眠……经穴理疗可以说是现代人养生保健的福音，它通过对身体穴位的刺激，可以提高免疫力、自愈力，彻底放松身心，还您一个健康的身体，再现青春活力。

头痛 自己能治好，随症拔罐疗效好

扫二维码
看视频

头痛是临床常见的病症，主要症状有胀痛、闷痛、撕裂样痛、针刺样痛，部分伴有血管搏动感及头部紧箍感，以及发热、恶心、呕吐、头晕等症状。头痛初期进行拔罐可提神醒脑，无论是瘀血、肝阳上亢还是痰蒙清窍引起的头痛，均可使用拔罐理疗法。

基础拔罐手法

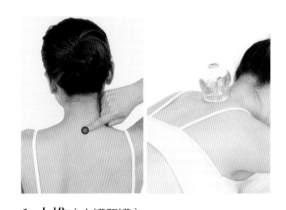

1 大椎（火罐留罐）

将火罐扣在大椎穴上，留罐10分钟，以局部皮肤潮红、充血为度。

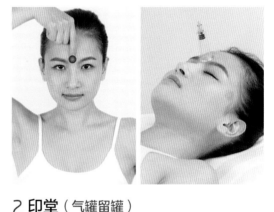

2 印堂（气罐留罐）

将气罐吸附在印堂穴上，留罐15分钟，以局部皮肤有抽紧感为度。

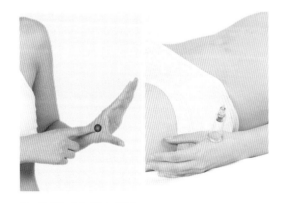

3 合谷（气罐留罐）

将气罐吸拔在合谷穴上，留罐15分钟，以局部皮肤潮红、充血为度。

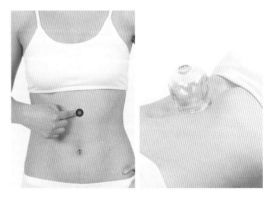

4 中脘（火罐留罐）

将火罐扣在中脘穴上，留罐10～15分钟，以局部皮肤潮红为度。

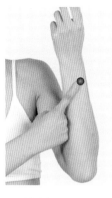
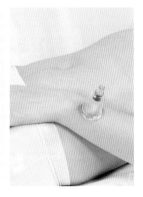
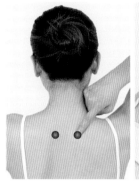
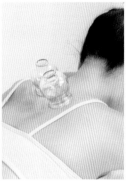

5 外关（气罐留罐）

将气罐吸附在外关穴上，留罐15分钟，以局部皮肤潮红、充血为度。

6 风门（火罐留罐）

将火罐扣在风门穴上，留罐10～15分钟，以局部皮肤潮红、充血为度。

随证加穴

中医辨证分型

①瘀血头痛
头痛偏于头部一侧，痛如锥刺，痛处固定，日轻夜重，病程较长，反复发作。

②肝阳头痛
头痛偏于头部一侧，头胀痛伴眩晕，心烦失眠，两胁窜痛，每因情绪激动、恼怒而诱发，口苦。

③痰蒙清窍
头痛偏于头部一侧，头脑沉重而昏蒙，胸脘满闷，恶心呕吐，食量减少，时常吐痰涎。

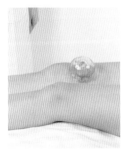

瘀血头痛——血海

将火罐迅速扣在血海穴上，留罐10分钟，以充血为度。

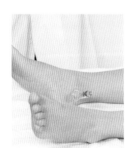

肝阳头痛——太溪

将气罐吸附在太溪穴上，留罐15分钟，以有抽紧感为度。

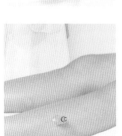

痰蒙清窍——丰隆

将气罐吸附在丰隆穴上，留罐15分钟，以泛红、充血为度。

偏头痛 积极防治，日常按摩就是

扫二维码
看视频

偏头痛是一种常见的慢性神经血管性疾患。临床以发作性中重度搏动样头痛为主要表现，头痛多为偏侧，可伴有恶心、呕吐等症状。偏头痛初期进行按摩可醒脑开窍，无论是风热、肝气郁结还是气血两虚引起的偏头痛，均可使用按摩理疗法。

基础按摩手法

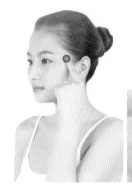
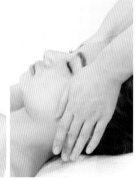

1 太阳（揉法）

将双手掌根贴于太阳穴，做轻缓平和的揉动3分钟，以局部发热为宜。

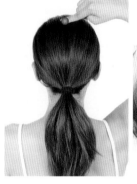
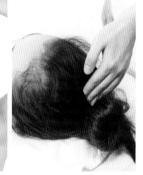

2 百会（揉按法）

将手指指腹轻轻按在百会穴上，以顺时针的方向揉按50次，再以逆时针的方向揉按50次，以局部发热为宜。

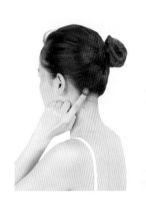
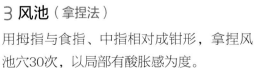

3 风池（拿捏法）

用拇指与食指、中指相对成钳形，拿捏风池穴30次，以局部有酸胀感为度。

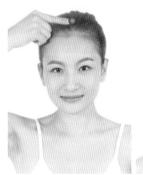
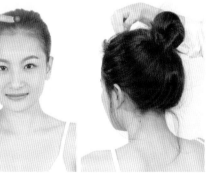

4 上星（揉按法）

用食指指腹揉按上星穴30次，以局部有酸胀感为度。

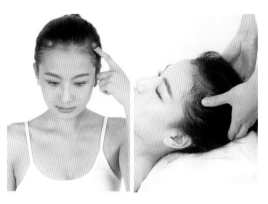

5 头维（揉按法）

将拇指指腹置于头维穴上，其余四指附于脑部，力度由轻渐重，揉按1~2分钟。

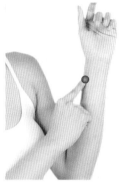
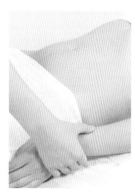
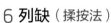

6 列缺（揉按法）

将拇指指腹置于列缺穴上，其余四指附于手臂，力度适中地揉按3分钟。

随证加穴

中医辨证分型

①外感风热

偏头痛偏于头部一侧或全头痛，呈现头痛发胀，时感灼痛，遇热而增重，面目俱赤。

②肝气郁结

偏头痛偏于头部一侧，呈胀痛，伴眩晕、口苦，心烦失眠，疼痛每因情绪激动、恼怒而诱发。

③气血两虚

偏头痛偏于头部一侧，痛而乏力，遇劳加剧，汗出气短，畏风怕冷或痛而晕眩，心悸不宁，面色少华，神疲。

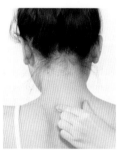

外感风热——大椎

用拇指、食指捏起大椎穴处皮肤，做间断捏揉动作2分钟。

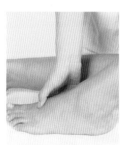

肝气郁结——太冲

用拇指指腹掐揉太冲穴1分钟，以局部有酸痛感为度。

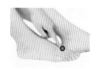

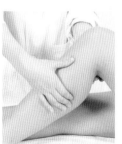

气血两虚——足三里

用拇指指腹揉按足三里穴5分钟，以局部有酸胀感为宜。

眩晕 止不住，艾灸来送福

眩晕分为周围性眩晕和中枢性眩晕。中枢性眩晕是由脑组织、脑神经疾病（如高血压）引起。周围性眩晕发作时多伴有耳聋、耳鸣、恶心、呕吐等症状。眩晕初期进行艾灸可补虚止眩，无论是气血亏虚还是肾精不足引起的眩晕，均可使用艾灸理疗法。

基础艾灸手法

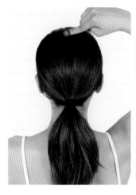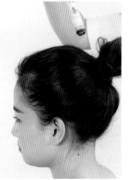

1 百会（悬灸法）

用艾条悬灸法灸治百会穴10～15分钟，以出现循经感传、气至病所为佳。

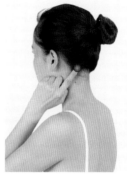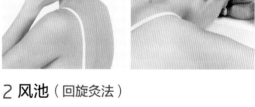

2 风池（回旋灸法）

用艾条回旋灸法灸治风池穴10～15分钟，以皮肤温热而无灼痛感为度。

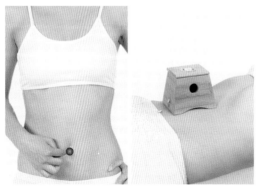

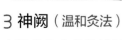

3 神阙（温和灸法）

点燃艾灸盒灸治神阙穴10～15分钟，以出现循经感传、气至病所为佳。

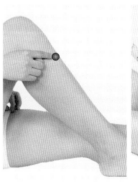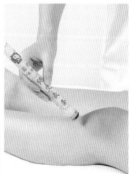

4 足三里（温和灸法）

用艾条温和灸法灸治足三里穴10～15分钟，以出现循经感传、气至病所为佳。

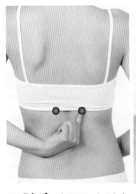
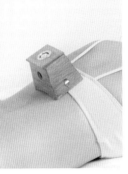

5 脾俞（温和灸法）

点燃艾灸盒灸治脾俞穴10～15分钟，以患者感觉舒适、皮肤潮红为度。

6 肾俞（温和灸法）

点燃艾灸盒灸治肾俞穴10～15分钟，以出现循经感传、气至病所为佳。

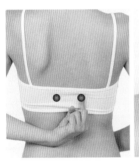
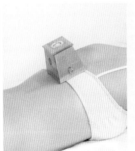

7 肝俞（温和灸法）

点燃艾灸盒灸治肝俞穴10～15分钟，以热感循经传导、气至病所为佳。

TIPS

长期眩晕、气短乏力、动则更甚者，可取黄芪片泡茶饮用。

随证加穴

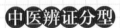

中医辨证分型

①气血亏虚

眩晕动则加剧，劳累即发，面色苍白，唇甲不华，心悸少寐，神疲懒言。

②肾精不足

眩晕而见精神萎靡，少寐多梦，健忘，腰膝酸软，遗精，耳鸣。

气血亏虚——血海

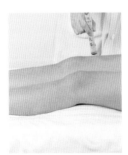

点燃艾条，用悬灸法灸治血海穴10～15分钟。

肾精不足——照海

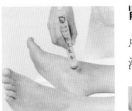

点燃艾条，用温和灸法灸治照海穴5～20分钟。

贫血 无力心发慌，按摩理疗来帮忙

扫二维码
看视频

贫血是指人体外周血红蛋白（Hb）减少，低于正常范围下限的一种临床症状。表现为头昏、耳鸣、失眠、记忆力减退、注意力不集中等，为贫血导致神经组织损害的常见症状。贫血初期进行按摩可培元固本、调经统血，是体虚贫血患者的首选理疗法。

基础按摩手法

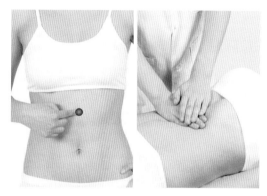

1 中脘（振法）

将双掌相叠置于中脘穴上，以振动手法操作1分钟，以局部潮红为度。

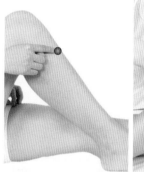
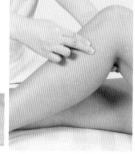

2 足三里（按揉法）

用食指、中指指腹按揉足三里穴50次，以局部有酸胀感为宜。

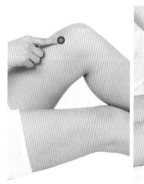
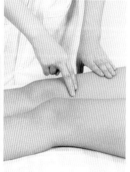

3 血海（按揉法）

用食指、中指指腹按揉血海穴1分钟，以局部有酸胀感为度。

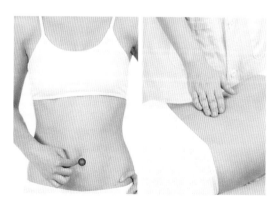

4 神阙（按揉法）

将食指、中指、无名指、小指并拢，用指腹按揉神阙穴30次，以局部潮红为度。

低血压 益气升阳，艾灸功效甚强

扫二维码
看视频

低血压指血压降低引起的一系列症状。部分人群无明显症状，病情轻微者可有头晕、头痛、食欲不振、疲劳、脸色苍白等，严重者会出现直立性眩晕、四肢冰凉、心律失常。低血压初期进行艾灸可益气升阳、提神醒脑，是体虚低血压患者的首选理疗法。

基础艾灸手法

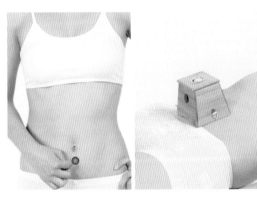

1 气海（温和灸法）

点燃艾灸盒灸治气海穴10～15分钟，以感到舒适、无灼痛感、皮肤潮红为度。

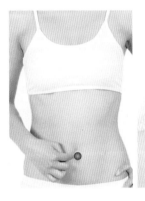

2 神阙（温和灸法）

点燃艾灸盒灸治神阙穴10～15分钟，以感到舒适、无灼痛感、皮肤潮红为度。

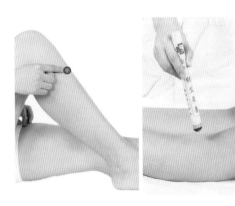

3 足三里（悬灸法）

用艾条悬灸法灸治足三里穴10～15分钟，以皮肤温热而无灼痛感为度。

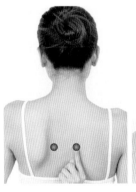
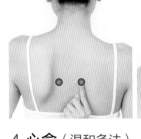

4 心俞（温和灸法）

点燃艾灸盒灸治心俞穴10～15分钟，以皮肤温热而无灼痛感为度。

心律失常 早治疗，按摩平心又静气

扫二维码
看视频

心律失常属于中医"心悸"的范畴。发作时，患者自觉心跳快而强，并伴有胸痛、胸闷、喘息、头晕等症状。心律失常初期进行按摩可通心活络、平复心率，无论是心虚胆怯、心脾两虚还是阴虚火旺引起的心律失常，均可使用按摩理疗法。

基础按摩手法

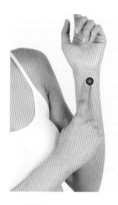
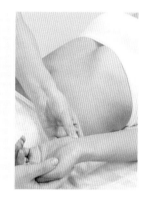

1 通里（按揉法）

用拇指指腹按揉通里穴3~5分钟，以局部有酸痛感为宜。

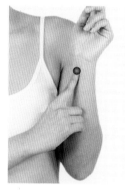
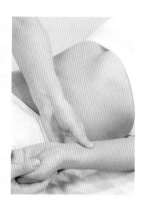

2 内关（按揉法）

用拇指指腹按揉内关穴3~5分钟，以局部有酸痛感为宜。

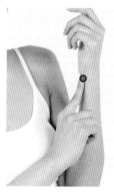
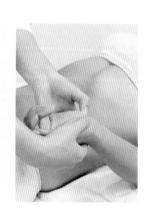

3 神门（掐揉法）

用拇指指尖掐揉神门穴3~5分钟，以局部有酸痛感为宜。

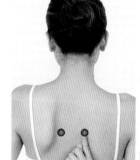
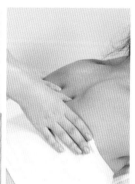

4 心俞（按揉法）

四指合拢做支撑点，用拇指指腹按揉心俞穴3~5分钟，以局部有酸胀感为宜。

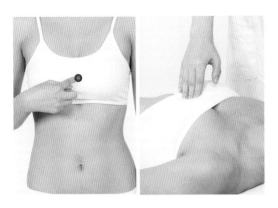
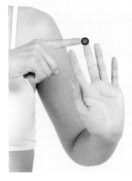
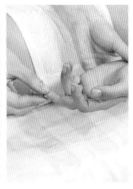

5 膻中（按揉法）

将食指、中指、无名指并拢，用指腹按揉膻中穴1~2分钟，以局部皮肤发热为宜。

6 中冲（捏揉法）

将大拇指和食指相对，用指腹捏揉中冲穴3分钟，以局部有酸痛感为宜。

随证加穴

中医辨证分型

①心虚胆怯
心悸，胸闷，胸痛，喘息，头晕，善惊易恐，坐卧不安，少寐多梦。

②心脾两虚
心悸，头晕，面无血色，倦怠乏力，饮食欠佳，自汗，气促，动则加重。

③阴虚火旺
心悸不宁，心烦少寐，头晕目眩，手足心热，潮热盗汗，耳鸣腰酸。

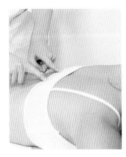

心虚胆怯——胆俞

用拇指指腹按揉胆俞穴2~3分钟，以局部有酸胀感为度。

心脾两虚——足三里

用大拇指的指腹按揉足三里穴2~3分钟，以酸胀为度。

阴虚火旺——太溪

用拇指指腹按揉太溪穴2~3分钟，以局部有酸胀感为度。

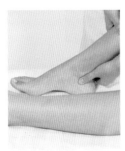

失眠 夜寐常不安，按摩宁心功效专

失眠是指无法入睡或无法保持睡眠状态，即睡眠失常。睡眠不足会导致生理节奏被打乱，继之引起人的疲劳感及全身不适。失眠初期进行按摩可镇静安神，无论是肝郁化火、阴虚火旺还是心胆气怯引起的失眠，均可使用按摩理疗法。

基础按摩手法

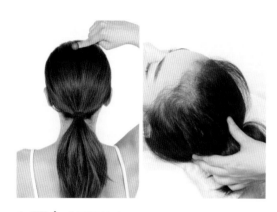

1 百会（揉按法）

将拇指置于百会穴上，分别以顺时针和逆时针的方向各揉按50次，以穴位四周有酸胀感为宜。

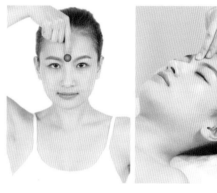

2 印堂（揉按法）

将食指、中指紧并置于印堂穴上，由轻渐重地揉按50次，以局部有酸胀感为宜。

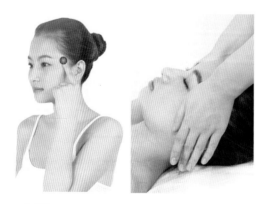

3 太阳（揉按法）

用手掌揉按太阳穴30秒～1分钟，以局部发热为宜。

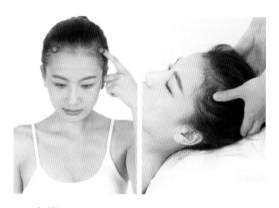

4 头维（揉按法）

用拇指指尖揉按头维穴1～2分钟，以局部有酸胀感为宜。

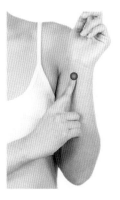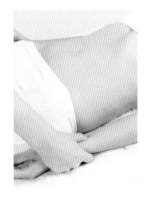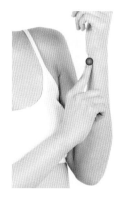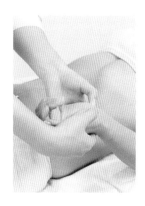

5 内关（揉按法）

用拇指指腹揉按内关穴3～5分钟，以局部有酸胀感为宜。

6 神门（掐揉法）

用拇指指尖掐揉神门穴1～2分钟，以局部有酸痛感为宜。

随证加穴 ▲

中医辨证分型

①肝郁化火

不寐，情绪急躁易怒，不思饮食，口渴喜饮，目赤口苦，小便黄赤，大便秘结。

②阴虚火旺

心烦不寐，心悸不安，头晕，耳鸣，健忘，腰酸梦遗，五心烦热，口干津少。

③心胆气怯

不寐多梦，易于惊醒，胆怯心悸，遇事善惊，气短倦怠，小便清长。

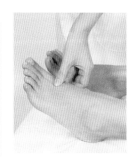

肝郁化火——太冲

用拇指指腹掐揉太冲穴1分钟，以局部有酸痛感为度。

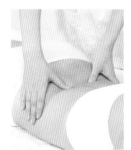

阴虚火旺——肾俞

用拇指指腹揉搓肾俞穴2分钟，以局部有酸胀感为宜。

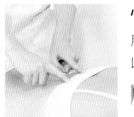

心胆气怯——胆俞

用食指指腹点揉胆俞穴2分钟，以局部有酸痛感为度。

神经衰弱 易疲劳，醒脑安神艾灸找

扫二维码
看视频

神经衰弱是指由于长期情绪紧张及精神压力过大，从而使大脑精神活动能力减弱的功能障碍性病症。其主要特征是易兴奋，记忆力减退等，伴有各种躯体不适症状。神经衰弱初期进行艾灸可醒脑安神，是缓解神经衰弱患者精神压抑、头昏、疲劳的首选理疗法。

基础艾灸手法

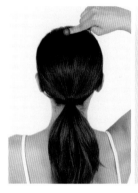
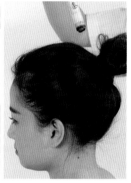

1 百会（悬灸法）

用艾条悬灸法灸治百会穴10～15分钟，以皮肤温热而无灼痛感为度。

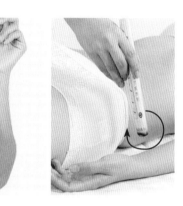

2 内关（回旋灸法）

用艾条回旋灸法灸治内关穴10～15分钟，以皮肤温热而无灼痛感为度。

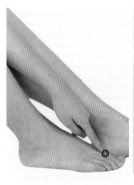
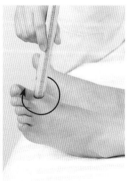

3 行间（回旋灸法）

用艾条回旋灸法灸治行间穴10～15分钟，以皮肤温热而无灼痛感为度。

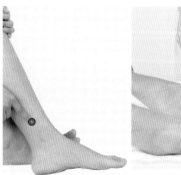
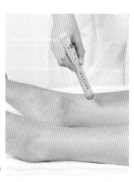

4 三阴交（温和灸法）

用艾条温和灸法灸治三阴交穴10～15分钟，以热感循经传导、气至病所为佳。

疲劳综合征困扰，按摩帮您除烦恼

扫二维码
看视频

疲劳综合征即慢性疲劳综合征，典型表现为：短期记忆力减退或注意力不集中、肌肉酸痛、头痛、睡眠后精力不能恢复、体力或脑力劳动后身体感觉不适。疲劳综合征初期进行按摩可缓解疲劳，是疲劳综合征者赶走周身不适、恢复精力的首选理疗法。

基础按摩疗法

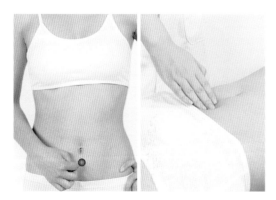

1 气海（按揉法）

将食指、中指、无名指三指并拢，用指腹按揉气海穴5分钟，以局部发热为宜。

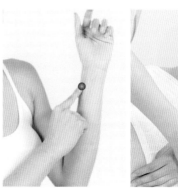

2 列缺（按揉法）

用拇指指腹按揉列缺穴3分钟，力度适中，以局部有酸胀感为宜。

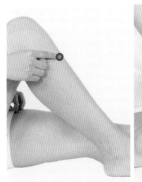
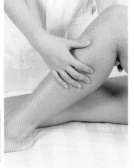

3 足三里（按揉法）

用拇指指腹按揉足三里穴1~2分钟，以局部有酸胀感为宜。

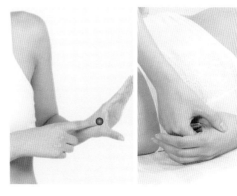

4 合谷（掐按法）

用拇指指端掐按合谷穴30次，力度由轻渐重，以局部有酸胀感为宜。

空调病 想要摆脱，刮痧理疗不错

空调病指长时间在空调环境下工作学习的人，因空气不流通，环境不佳，出现鼻塞、头昏、打喷嚏、乏力、记忆力减退等症状，严重者可引起口眼㖞斜。空调病初期进行刮痧可祛风散寒，是空调病患者增强自身抵抗力、纠正亚健康状态的首选理疗法。

基础刮痧手法

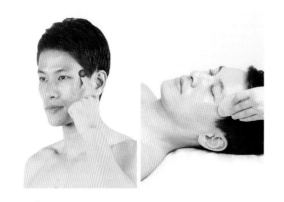

1 太阳（角刮法）

用刮痧板角部刮拭太阳穴30次，力度适中，以局部皮肤潮红为度。

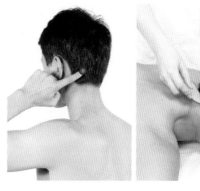

2 风池（角刮法）

用角刮法自上而下地刮拭风池穴30次，以出痧为度。

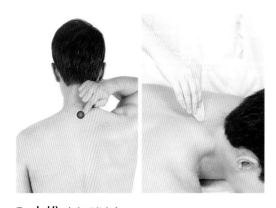

3 大椎（角刮法）

用角刮法刮拭大椎穴1~3分钟，力度适中，以出痧为度。

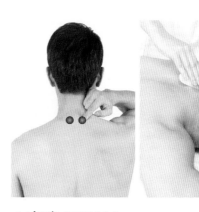

4 定喘（面刮法）

用面刮法刮拭定喘穴30次，力度适中，以出痧为度。

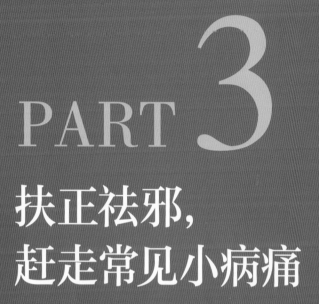

PART 3

扶正祛邪，
赶走常见小病痛

生活中或多或少会有些小病痛在困扰着我们，去医院又觉得太费事，其实，身体不适，只要适当地刺激经络穴位，马上就会感觉轻松很多。这就是中医经穴理疗的神奇之处。那么，你是否知道，在面对某种具体疾病时，该怎么通过经络穴位来治疗呢？

感冒 立竿见影去，穴位拔罐是一技

扫二维码
看视频

感冒是一种由病毒或细菌引起的急性上呼吸道感染，以头痛、鼻塞、流涕、喷嚏、恶寒、发热等为主要特征。本病春冬易发，体质较弱者易感。感冒初期进行拔罐有立竿见影的效果，无论是风寒、风热还是暑湿引起的感冒，均可使用拔罐理疗法。

基础拔罐手法

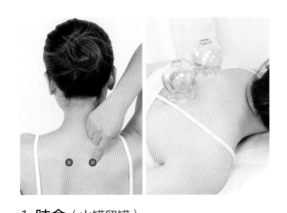

1 肺俞（火罐留罐）

将火罐扣在肺俞穴上，留罐10分钟，以局部皮肤泛红、充血为度。

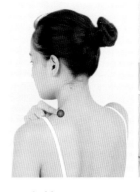

2 肩井（气罐留罐）

将气罐吸附在肩井穴上，留罐10分钟，以局部皮肤泛红、充血为度。

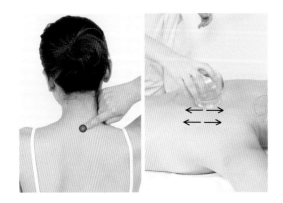

3 大椎（火罐走罐）

将火罐扣在大椎穴上，沿脊椎依次来回走罐3分钟，以皮肤出痧为度。

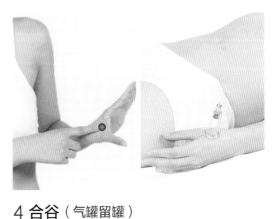

4 合谷（气罐留罐）

将气罐吸附在合谷穴上，留罐10分钟，以局部皮肤泛红、充血为度。

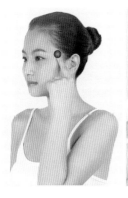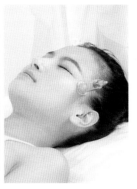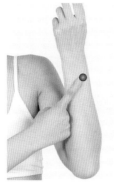

5 太阳（气罐留罐）

将气罐吸附在太阳穴上，留罐10分钟，以局部皮肤有抽紧感为度。

6 外关（气罐留罐）

将气罐吸附在外关穴上，留罐10分钟，以局部皮肤泛红、充血为度。

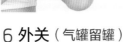

随证加穴

中医辨证分型

①风寒感冒
鼻塞或鼻痒喷嚏，鼻涕清稀如水，喉痒咳嗽，痰多稀薄，发热轻而恶寒重，无汗，头痛。

②风热感冒
发热，不恶寒或轻微怕风，出汗不畅，头痛，鼻塞流浊涕，痰黄稠，口渴，咽喉红肿。

③暑湿感冒
多发于夏季，发热，汗出热不解，鼻塞流浊涕，头昏，头闷痛如湿毛巾裹住一般，身重倦怠，心烦口渴，胸闷欲呕。

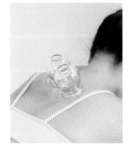

风寒感冒——风门

将火罐迅速扣在风门穴上，留罐10分钟，以充血为度。

风热感冒——曲池

将气罐吸附在曲池穴上，留罐10分钟，以泛红、充血为度。

暑湿感冒——中脘

将火罐迅速扣在中脘穴上，留罐10分钟，以泛红为度。

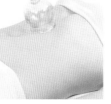

咳嗽 声声难停止，疗效尤佳是刮痧

扫二维码
看视频

咳嗽是呼吸系统疾病的主要症状，中医认为咳嗽是因外感六淫影响于肺所致。表现为：痰多色稀白或痰色黄稠，喉间有痰声，易咳出等。咳嗽初期进行刮痧可清热润肺、化痰止咳，无论是风寒、风热还是痰湿引起的咳嗽，均可使用刮痧理疗法。

基础刮痧手法

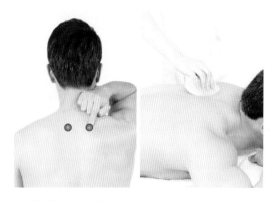

1 肺俞（面刮法）

用面刮法刮拭肺俞穴30次，由轻到重，反复刮至皮肤出现痧痕为止。

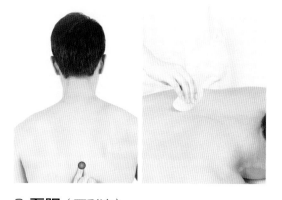

2 至阳（面刮法）

用面刮法刮拭至阳穴30次，力度适中，可不出痧。

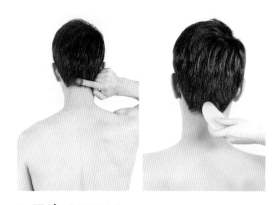

3 风府（角刮法）

用角刮法刮拭风府穴30次，反复刮至皮肤出现痧痕为止。

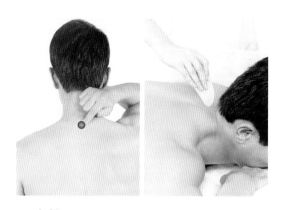

4 大椎（角刮法）

用角刮法刮拭大椎穴20次，力度轻柔，速度缓慢，可不出痧。

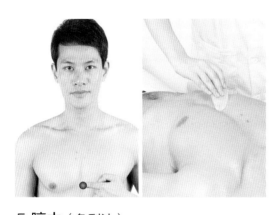

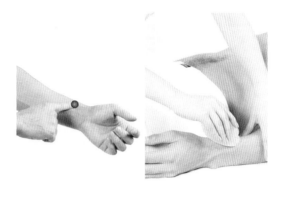

5 膻中（角刮法）

用角刮法刮拭膻中穴30次，力度轻柔，可不出痧。

6 列缺（角刮法）

用角刮法刮拭列缺穴30次，力度适中，以出现红色点痧为度。

随证加穴

中医辨证分型

①风寒袭肺
咳嗽声重，咽喉作痒，咳痰稀薄，头痛，发热，鼻塞流涕，形寒无汗，肢体酸楚。

②风热犯肺
咳嗽频繁剧烈，咳痰黄稠，身热头痛，汗出恶风，咽痛，小便黄。

③痰湿阻肺
咳嗽黏痰，痰多色白，胸脘胀满，身体困重，神疲纳差。

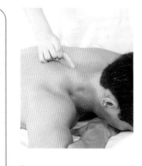

风寒袭肺——风门

用角刮法刮拭风门穴30次，力度由轻到重，以出痧为度。

风热犯肺——曲池

用角刮法刮拭曲池穴30次，力度适中，以出痧为度。

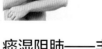

痰湿阻肺——丰隆

用面刮法刮拭丰隆穴30次，力度适中，以出痧为度。

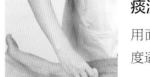

发热 别拖延，拔罐理疗效立现

扫二维码
看视频

发热是指体温高出正常标准。中医分为外感发热和内伤发热。外感发热见于感冒、伤寒等病证。内伤发热有阴虚发热、阳虚发热、血虚发热、气虚发热等。发热初期进行拔罐可退热除烦，无论是气虚、阴虚还是血虚引起的发热，均可使用拔罐理疗法。

基础拔罐手法

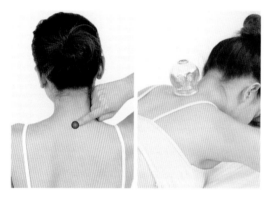

1 大椎（火罐留罐）

将火罐扣在大椎穴上，留罐10～15分钟，以局部皮肤潮红为度。

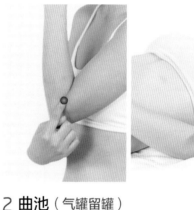

2 曲池（气罐留罐）

将气罐吸附在曲池穴上，留罐15分钟，以局部皮肤泛红、充血为度。

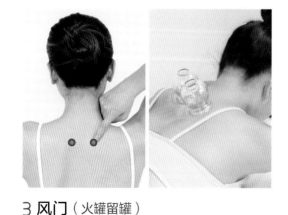

3 风门（火罐留罐）

将火罐扣在风门穴上，留罐15分钟，以局部皮肤潮红为度。

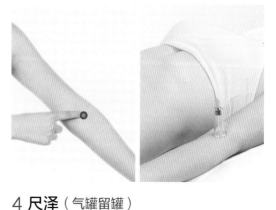

4 尺泽（气罐留罐）

将气罐吸附在尺泽穴上，留罐15分钟，以局部皮肤潮红为度。

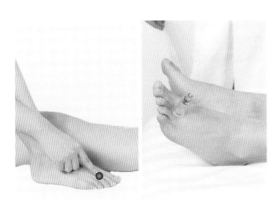
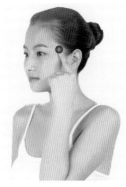
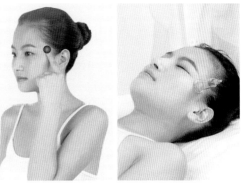

5 内庭（气罐留罐）

将气罐吸附在内庭穴上，留罐15分钟，以局部皮肤有抽紧感为度。

6 太阳（气罐留罐）

将气罐吸附在太阳穴上，留罐10分钟，以局部皮肤潮红为度。

随证加穴

中医辨证分型

①气虚发热

长期发热，温度不高，劳累后症状加重，伴少气懒言，动则汗出，易感冒等症状。

②阴虚发热

午后潮热，或夜间发热，手足心热，烦躁，少寐多梦，盗汗，口干咽燥。

③血虚发热

一般在产后大出血、吐血、便血、外伤大出血后发病，时有低热，伴面色苍白，口唇指甲淡白，头晕眼花。

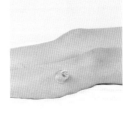

气虚发热——足三里

将气罐吸附在足三里穴上，留罐15分钟，以充血为度。

阴虚发热——肝俞

将火罐迅速扣在肝俞穴上，留罐10～15分钟，以充血为度。

血虚发热——血海

将火罐迅速扣在血海穴上，留罐15分钟，以潮红为度。

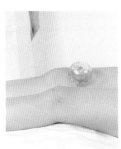

中暑 可大可小，刮痧清热开窍

中暑指长时间在高温和热辐射的作用下，机体出现以体温调节障碍，水、电解质代谢紊乱及神经系统与循环系统障碍为主要表现的急性疾病。中暑初期进行刮痧可清热开窍，无论是气营两燔、痰热内闭心包还是邪热内陷心包引起的中暑，均可使用刮痧理疗法。

基础刮痧手法

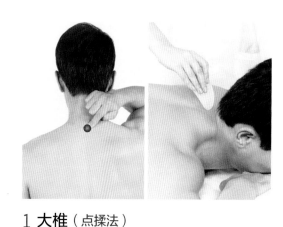

1 大椎（点揉法）

用刮痧板角部点压按揉大椎穴30次，以出现红色或紫色痧痕为度。

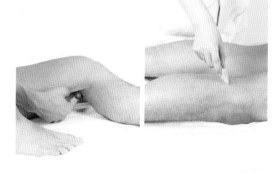

2 委中（角刮法）

用角刮法刮拭委中穴30次，力度略重，以出痧为度。

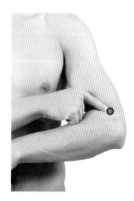
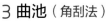

3 曲池（角刮法）

用角刮法刮拭曲池穴30次，力度适中，以出现红色或紫色点状痧痕为度。

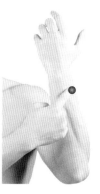
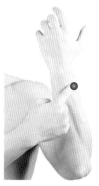

4 外关（角刮法）

用角刮法刮拭外关穴1～3分钟，力度适中，以出痧为度。

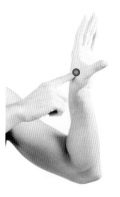
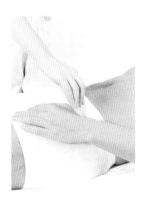
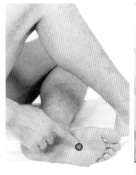
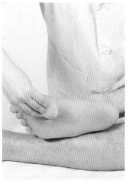

5 合谷（角刮法）

用角刮法刮拭合谷穴1～3分钟，力度适中，以出痧为度。

6 涌泉（点按法）

用刮痧板角部点按涌泉穴30次，力度适中，以有酸痛感为度。

随证加穴

中医辨证分型

①气营两燔

起病较急，壮热多汗，头痛项强，恶心呕吐，烦躁嗜睡，抽搐，口渴便秘。

②痰热内闭心包

神昏谵语，身热，烦躁不安，痰盛气粗。

③邪热内陷心包

神昏谵语，甚或昏聩不语，或嗜睡，神志时明时糊，喉间有痰声。

气营两燔——内关

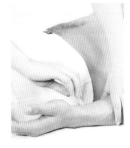

用角刮法刮拭内关穴30次，力度微重，以出痧为度。

痰热内闭心包——丰隆

用面刮法刮拭丰隆穴30次，力度适中，可不出痧。

邪热内陷心包——厥阴俞

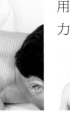

用面刮法刮拭厥阴俞穴10次，力度适中，以出痧为度。

慢性咽炎 想舒畅，穴位拔罐效非常

慢性咽炎是一种病程发展缓慢的慢性炎症。患者自感鼻内干燥不适，有黏稠样分泌物不易咳出，故常伴有恶心、咽痛等症状。慢性咽炎初期进行拔罐可润肺利咽、化痰止咳，无论是阴虚火炎、痰阻血瘀还是阴虚津枯引起的慢性咽炎，均可使用拔罐理疗法。

基础拔罐手法

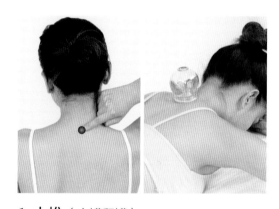

1 大椎（火罐留罐）

将火罐扣在大椎穴上，留罐10分钟，以局部皮肤泛红、充血为度。

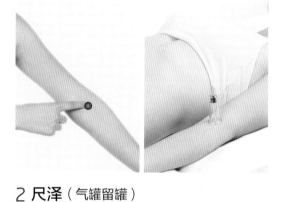

2 尺泽（气罐留罐）

将气罐吸附在尺泽穴上，留罐10分钟，以局部皮肤潮红为度。

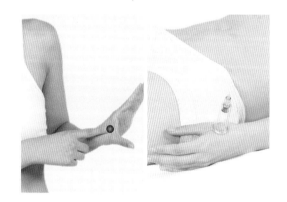

3 合谷（气罐留罐）

将气罐吸附在合谷穴上，留罐10分钟，以局部皮肤潮红为度。

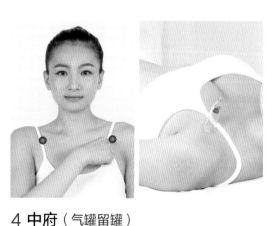

4 中府（气罐留罐）

将气罐吸附在中府穴上，留罐10分钟，以局部皮肤泛红、充血为度。

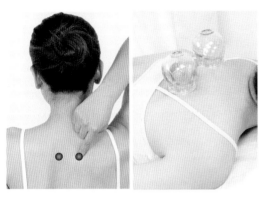

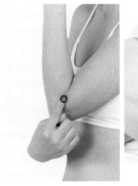
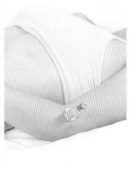

5 肺俞（火罐留罐）

将火罐扣在肺俞穴上，留罐15分钟，以局部皮肤泛红、充血为度。

6 曲池（气罐留罐）

将气罐吸附在曲池穴上，留罐15分钟，以局部皮肤泛红、充血为度。

随证加穴 ▲

中医辨证分型

①阴虚火炎
咽部不适，痛势隐隐，有异物感，痰黏量少，伴有午后烦热，腰腿酸软。

②痰阻血瘀
咽部干涩，刺痛，咽肌膜深红，频频清嗓，恶心不适。

③阴虚津枯
咽干甚痒，灼热燥痛，饮水后痛可暂缓，异物感明显，夜间多梦，耳鸣，眼花。

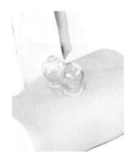

阴虚火炎——肝俞

将火罐迅速扣在肝俞穴上，留罐10分钟，以充血为度。

痰阻血瘀——膈俞

将火罐迅速扣在膈俞穴上，留罐10分钟，以充血为度。

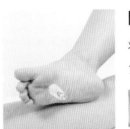

阴虚津枯——涌泉

将气罐吸附在涌泉穴上，留罐10分钟，以有酸痛感为度。

支气管炎 要防治，按摩尽管试一试

扫二维码
看视频

支气管炎是指气管、支气管黏膜及其周围组织的慢性非特异性炎症，临床上以长期咳嗽、咳痰、喘息以及反复呼吸道感染为特征。支气管炎初期进行按摩可清热化痰、止咳平喘，无论是风寒、风热还是痰湿引起的支气管炎，均可使用按摩理疗法。

基础按摩手法

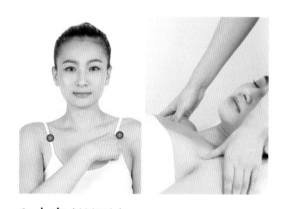

1 中府（按揉法）

用拇指指腹按揉中府穴0.5～1分钟，以局部有酸胀感为度。

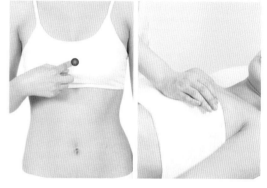

2 膻中（按揉法）

将掌根置于膻中穴上，按揉1分钟，以局部皮肤潮红为度。

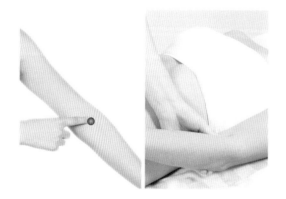

3 尺泽（按揉法）

将拇指指腹置于尺泽穴上，按揉1分钟，以局部有酸胀感为度。

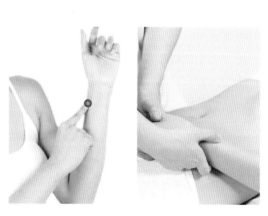

4 列缺（按揉法）

将拇指指腹置于列缺穴上，按揉1分钟，以局部皮肤潮红为度。

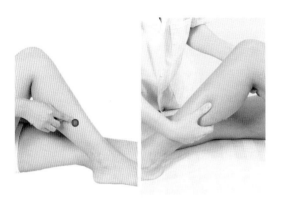
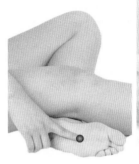
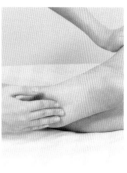

5 丰隆（按揉法）

将拇指指腹置于丰隆穴上，其余四指半握附于腿部，按揉3~5分钟，以局部有酸痛感为宜。

6 涌泉（推擦）

将食指、中指、无名指、小指并拢，用指腹反复推擦涌泉穴1分钟，以局部皮肤发热为宜。

随证加穴

中医辨证分型

①风寒袭肺

痰清白或黏，胸满腹胀，咳嗽声重，肢体酸楚。

②风热犯肺

痰黄或绿，黏稠脓性或带血，胸满气短，大便干，小便黄。

③痰湿蕴肺

病程较长，咳声重浊，痰多黏稠，痰色稀白或灰暗，伴胸闷、腹胀、食少、大便时干时稀、疲倦。

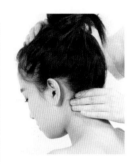

风寒袭肺——风池

将拇指与其余四指相对，用指腹捏揉风池穴2~3分钟。

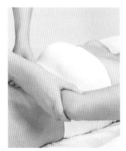

风热犯肺——曲池

用拇指指腹按揉曲池穴3分钟，以局部有酸胀感为度。

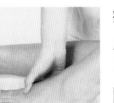

痰湿蕴肺——太冲

用拇指指腹按揉太冲穴3分钟，以局部有酸胀感为度。

肺炎 咳嗽声不绝，快将刮痧学一学

扫二维码
看视频

　　肺炎是指终末气道、肺泡和肺间质等组织病变所发生的炎症。主要临床表现为寒战、高热、咳嗽、咳痰；深呼吸和咳嗽时，有少量痰或大量的痰；部分患者可伴胸痛或呼吸困难。肺炎初期进行刮痧可清热宣肺、宁神镇咳，是肺炎伴热症的首选理疗法。

基础刮痧手法

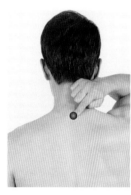
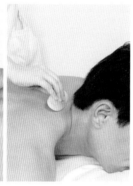

1 大椎（面刮法）

用面刮法刮拭大椎穴1～3分钟，力度适中，以出痧为度。

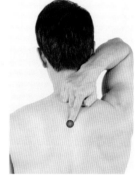
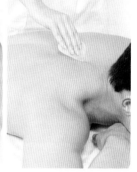

2 身柱（面刮法）

用面刮法刮拭身柱穴1～3分钟，力度适中，以出痧为度。

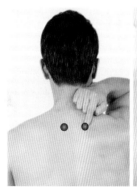
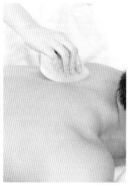

3 肺俞（面刮法）

用面刮法刮拭肺俞穴1～3分钟，力度适中，以出痧为度。

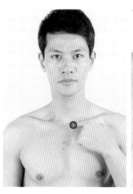
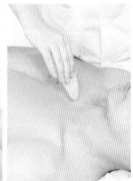

4 天突（角刮法）

用角刮法刮拭天突穴1～3分钟，力度适中，以潮红为度。

胸闷 可轻可重，按摩理气止痛

扫二维码
看视频

胸闷，可轻可重，是一种自觉胸部闷胀及呼吸不畅的感觉。轻者可能是神经官能性的，即心脏、肺的功能失调引起的。严重者为心肺二脏疾患引起。胸闷初期进行按摩可宽胸理气，对于各种原因引起的胸闷均可使用按摩理疗法。

基础按摩手法

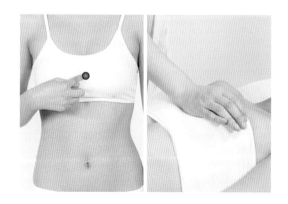

1 膻中（按揉法）

将掌根置于膻中穴上，按揉50次，以局部皮肤潮红为度。

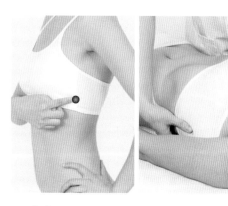

2 大包（推按）

将拇指指腹置于大包穴上，用力推按50次，以局部皮肤潮红为度。

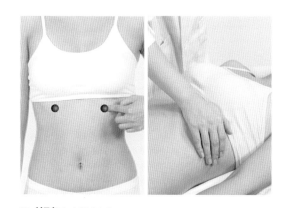

3 期门（推按）

将手掌覆于期门穴上，用力推按50次，以局部皮肤潮红为度。

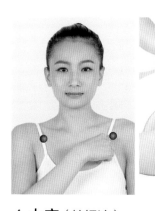

4 中府（按揉法）

用食指、中指指腹按揉中府穴20～30次，力度由轻渐重，以局部有酸胀感为度。

哮喘 短气如窒，及时按摩就是

扫二维码
看视频

哮喘是由多种细胞特别是肥大细胞、T淋巴细胞参与的慢性气道炎症，具有多变和复发的症状、可逆性气流阻塞和支气管痉挛。常常表现为喘息、气促、胸闷等症状突然发生。哮喘初期进行刮痧可宣肺理气、止咳平喘，无论是风寒、痰热还是肾气虚引起的哮喘，均可使用按摩理疗法。

基础按摩手法

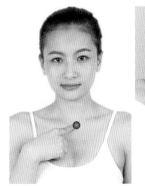
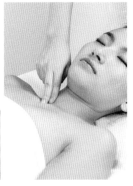

1 天突（按揉法）

将食指、中指并拢置于天突穴上，力度适中地按揉50次，以局部皮肤潮红为度。

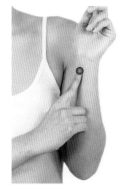
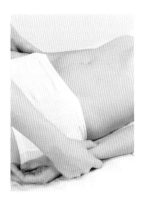

2 内关（按揉法）

用拇指指腹按揉内关穴3~5分钟，以局部皮肤潮红为度。

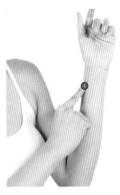
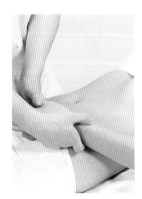

3 列缺（按揉法）

用拇指指腹按揉列缺穴3~5分钟，以局部皮肤潮红为度。

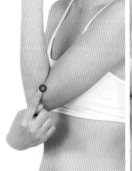
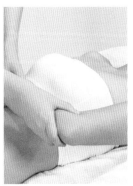

4 曲池（揉按法）

用拇指指腹揉按曲池穴3~5分钟，以局部有酸胀感为度。

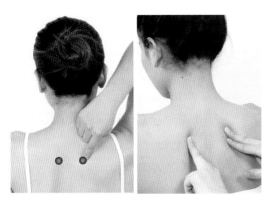

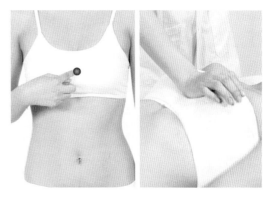

5 肺俞（点按法）

将食指、中指指端置于肺俞穴上，点按2~3分钟，以局部有酸胀感为度。

6 膻中（按揉法）

将掌根置于膻中穴上，按揉3分钟，力度宜轻，以局部皮肤潮红为度。

随证加穴

中医辨证分型

①风寒外袭

喉中哮鸣如水鸡声，胸闷，喘息，痰多色白，痰质稀薄或多泡沫。

②痰热阻肺

喉中痰鸣如吼，呼吸气粗，痰色黄或白，痰质黏稠，口渴，便秘。

③肾气虚

气息短促，呼多吸少，动则加重，伴耳鸣、腰膝酸软。

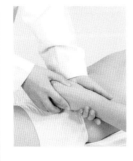

风寒外袭——合谷

用拇指指腹按揉合谷穴2~3分钟，以局部有酸胀感为度。

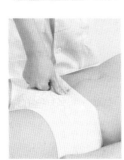

痰热阻肺——丰隆

用拇指指腹按揉丰隆穴2~3钟，以局部有酸胀感为度。

肾气虚——关元

用拇指指腹按揉关元穴2~3钟，以局部有酸胀感为度。

打嗝 止不住，按摩帮您除

扫二维码看视频

打嗝，中医称之为呃逆，指气从胃中上逆，于喉间频频作声，声音急而短促，是生理上常见的一种现象。呃逆一般病情不重，可自行消退。打嗝初期进行按摩可宽胸利膈，无论是胃火上逆、胃寒积滞还是肝气郁滞引起的打嗝，均可使用按摩理疗法。

基础按摩手法

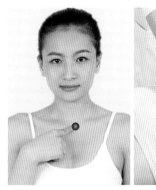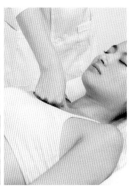

1 天突（点按法）

用拇指指腹点按天突穴100次，力度稍重，以局部有酸胀感为度。

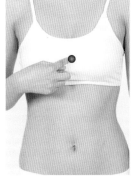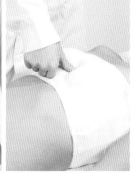

2 膻中（按揉法）

用拇指指腹按揉膻中穴1~2分钟，力度适中，以局部皮肤潮红为度。

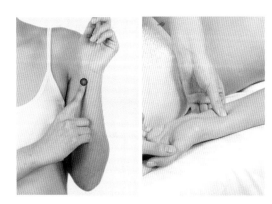

3 内关（按揉法）

用拇指指腹按揉内关穴3~5分钟，力度适中，以局部有酸痛感为宜。

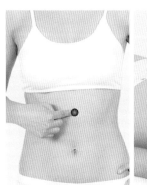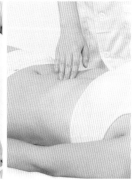

4 中脘（按揉法）

将食指、中指、无名指三指紧并，用指腹按揉中脘穴3~5分钟，力度适中。

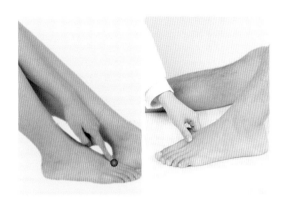

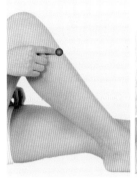

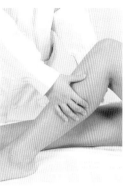

5 太冲（按揉法）

用拇指指端按揉太冲穴3～5分钟，力度稍重，以局部有酸痛感为宜。

6 足三里（按揉法）

用拇指指腹按揉足三里穴5分钟，力度适中，以局部有酸胀感为宜。

随证加穴

中医辨证分型

①胃火上逆

打嗝声洪亮有力，冲逆而出，口臭烦渴，多喜冷饮，脘腹满闷，大便秘结，小便短赤。

②胃寒积滞

打嗝声沉缓有力，膈间及胃脘不舒，得热则减，遇寒则甚，食欲减少，口不渴。

③肝气郁滞

打嗝声连续，常因情志不畅诱发或加重，胸胁满闷，嗳气，饭量减少。

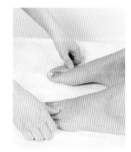

胃火上逆——内庭

用拇指指腹按揉内庭穴1分钟，以局部有酸胀感为度。

胃寒积滞——胃俞

用食指指腹点按胃俞穴3分钟，以局部有酸胀感为度。

肝气郁滞——期门

用手掌心推按期门穴50次，以局部皮肤潮红为度。

呕吐 恶心胃翻涌，降逆止呕刮痧求

扫二维码
看视频

呕吐是临床常见病症，既可单独为患，亦可见于多种疾病，是机体的一种防御反射动作。可分为三个阶段，即恶心、干呕和呕吐。呕吐初期进行刮痧可健脾和胃、降逆止呕，无论是痰饮内阻、肝气犯胃还是脾胃虚寒引起的呕吐，均可使用刮痧理疗法。

基础刮痧手法

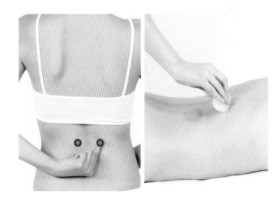

1 胃俞（面刮法）

用面刮法刮拭胃俞穴30次，力度适中，以出痧为度。

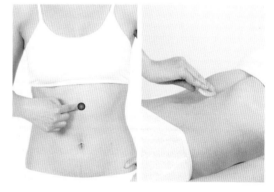

2 中脘（面刮法）

用面刮法刮拭中脘穴30次，力度轻柔，可不出痧。

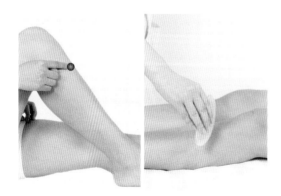

3 足三里（面刮法）

用面刮法刮拭足三里穴30次，力度微重，以出痧为度。

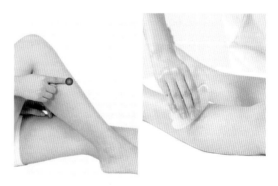

4 上巨虚（面刮法）

用面刮法刮拭上巨虚穴3~5分钟，力度微重，以出痧为度。

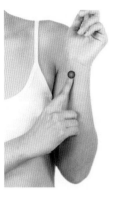
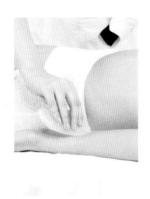
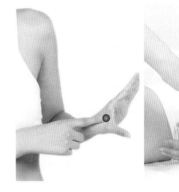

5 内关（面刮法）

用面刮法刮拭内关穴30次，力度微重，以出痧为度。

6 合谷（角刮法）

用角刮法刮拭合谷穴30次，力度适中，可不出痧。

随证加穴

中医辨证分型

①痰饮内阻

呕吐多为清水痰涎，胃脘满闷，饮食欠佳，头晕，心悸。

②肝气犯胃

呕吐吞酸，嗳气频繁，胸胁闷痛，口苦，心烦易怒。

③脾胃虚寒

饮食稍有不慎就会呕吐，时作时止，面色苍白，倦怠乏力，口干而不欲饮，四肢不温，大便溏薄。

痰饮内阻——丰隆

用面刮法刮拭丰隆穴2分钟，力度适中，以出痧为度。

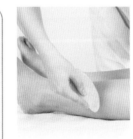

肝气犯胃——肝俞

用面刮法刮拭肝俞穴30次，以出痧为度。

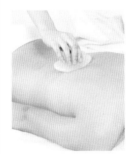

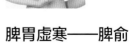

脾胃虚寒——脾俞

用面刮法刮拭脾俞穴30次，以出痧为度。

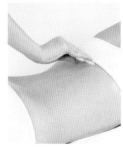

胃痛 拖延易坏事，穴位刮痧帮你治

扫二维码
看视频

胃痛是指上腹胃脘近心窝处的疼痛。引起胃痛的疾病有很多，常见的有急、慢性胃炎，胃、十二指肠溃疡，胃下垂等。胃痛初期进行刮痧可健脾和胃、理气止痛，无论是寒邪客胃、饮食停滞还是瘀血停滞引起的胃痛，均可使用刮痧理疗法。

基础刮痧手法

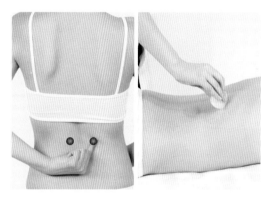

1 胃俞（面刮法）

用面刮法刮拭胃俞穴30次，力度适中，以出痧为度。

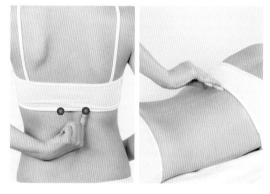

2 脾俞（面刮法）

用面刮法刮拭脾俞穴30次，力度适中，可不出痧。

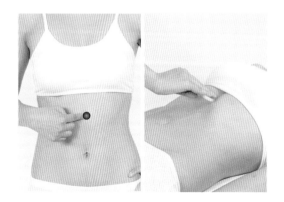

3 中脘（面刮法）

用面刮法刮拭中脘穴30次，力度适中，可不出痧。

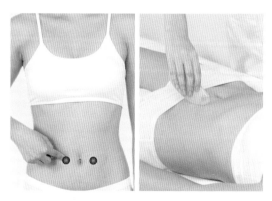

4 天枢（角刮法）

用角刮法刮拭天枢穴30次，力度适中，可不出痧。

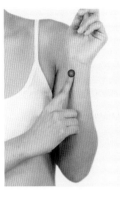
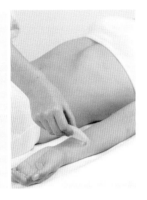
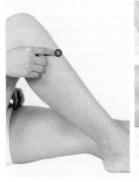
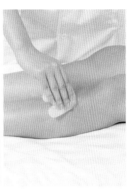

5 内关（面刮法）

用面刮法刮拭内关穴30次，力度适中，以出痧为度。

6 足三里（角刮法）

用角刮法刮拭足三里穴30次，力度适中，以出痧为度。

随证加穴

中医辨证分型

①寒邪客胃
胃脘疼痛剧烈，畏寒喜暖，局部热敷痛减，遇寒加重，口不渴或喜热饮。

②饮食停滞
胃脘胀闷，甚则疼痛，打嗝反酸，呕吐不消化食物，吐后痛减，大便不爽。

③瘀血停滞
胃痛拒按，痛有定处，食后痛甚，或见呕血便黑，舌质紫暗甚或有瘀斑点。

寒邪客胃——上脘

用角刮法刮拭上脘穴30次，力度稍重，以出痧为度。

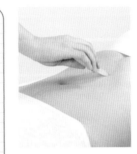

饮食停滞——梁门

用角刮法刮拭梁门穴30次，力度适中，以出痧为度。

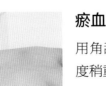

瘀血停滞——膈俞

用角刮法刮拭膈俞穴30次，力度稍重，以出痧为度。

慢性胃炎 常反酸，健脾养胃拔罐行

扫二维码
看视频

慢性胃炎系指不同病因引起的胃黏膜的慢性炎症或萎缩性病变。主要症状特征有上腹部疼痛、脘腹胀闷、恶心、呕吐及食欲不振等。慢性胃炎初期进行拔罐可健脾养胃，无论是胃阴不足、脾胃虚寒还是肝胃气滞引起的慢性胃炎，均可使用拔罐理疗法。

基础拔罐手法

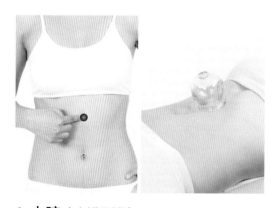

1 中脘（火罐留罐）

将火罐扣在中脘穴上，留罐10～15分钟，以局部皮肤潮红为度。

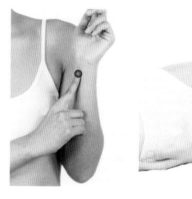

2 内关（气罐留罐）

将气罐吸附在内关穴上，留罐15分钟，以局部皮肤潮红为度。

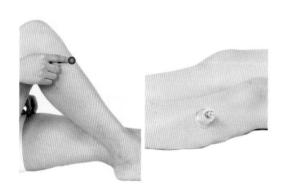

3 足三里（气罐留罐）

将气罐吸附在足三里穴上，留罐15分钟，以局部皮肤潮红为度。

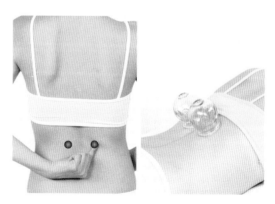

4 胃俞（火罐留罐）

将火罐扣在胃俞穴上，留罐10分钟，以局部皮肤泛红、充血为度。

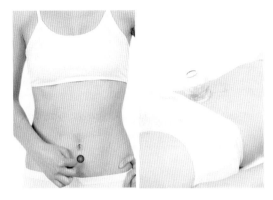

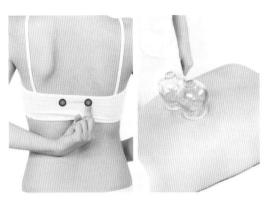

5 气海（火罐留罐）

将火罐扣在气海穴上，留罐10分钟，以局部皮肤潮红为度。

6 肝俞（气罐留罐）

将火罐扣在肝俞穴上，留罐15分钟，以局部皮肤泛红、充血为度。

随证加穴

中医辨证分型

①胃阴不足

脘痛隐作，灼热不适，嘈杂似饥，食少口干，大便干燥。

②脾胃虚寒

胃痛隐隐，喜暖喜按，食后胀满，呕吐清涎，纳食减少，腹泻便溏，四肢酸软，畏寒喜暖，面色不华。

③肝胃气滞

胃脘疼痛，连及胁肋，胀闷不适，食后尤甚，嗳气嘈杂，呕恶泛酸。

胃阴不足——三阴交

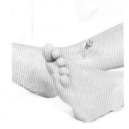

将气罐吸附在三阴交穴上，留罐10~15分钟，以潮红为度。

脾胃虚寒——脾俞

将火罐迅速扣在脾俞穴上，留罐10~15分钟，以充血为度。

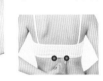

肝胃气滞——太冲

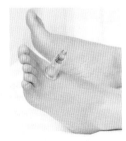

将气罐吸附在太冲穴上，留罐15分钟，以充血为度。

慢性胆囊炎不止，穴位刮痧帮您治

扫二维码
看视频

慢性胆囊炎是指胆囊的慢性炎症性疾病。表现为上腹部疼痛，右胁不适，或持续钝痛，消化不良等，部分患者也可无症状。慢性胆囊炎初期进行刮痧可疏肝利胆，无论是肝气郁结、瘀血停滞还是肝胆湿热引起的慢性胆囊炎，均可使用刮痧理疗法。

基础刮痧手法

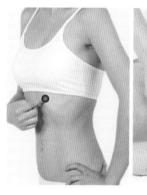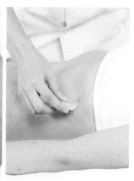

1 日月（角刮法）

用角刮法刮拭日月穴30次，力度适中，以出痧为度。

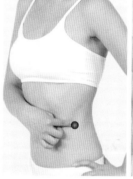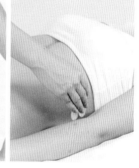

2 章门（面刮法）

用面刮法刮拭章门穴1~3分钟，力度适中，以潮红为度。

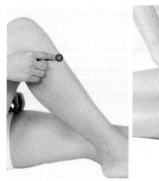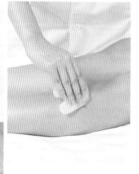
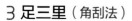

3 足三里（角刮法）

用角刮法刮拭足三里穴1~3分钟，力度适中，以出痧为度。

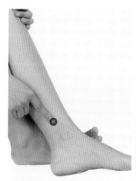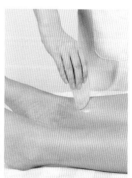

4 三阴交（角刮法）

用角刮法刮拭三阴交穴3~5分钟，力度适中，至不再出现新痧为止。

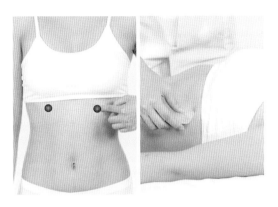

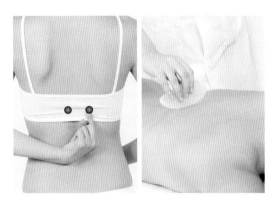

5 期门（角刮法）

用角刮法刮拭期门穴30次，力度适中，以出痧为度。

6 胆俞（面刮法）

用面刮法刮拭胆俞穴30次，力度略重，以出痧为度。

随证加穴

中医辨证分型

①肝气郁结

胁肋胀痛，痛无定处，并常因情绪波动而增减，胸闷不畅，时常叹息，食少口苦。

②瘀血停滞

胁肋刺痛，痛处不移，痛甚拒按，夜间尤甚，胁下可见肿块。

③肝胆湿热

胁肋胀痛，疼痛部位较深，痛连肩背，走窜胁下，失眠多梦，心烦意乱，急躁易怒，胸闷，头重，目眩，不思饮食，目赤口苦，小便黄赤，便秘。

肝气郁结——太冲

用角刮法刮拭太冲穴30次，力度适中，以出痧为度。

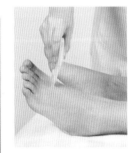

瘀血停滞——膈俞

用角刮法刮拭膈俞穴30次，力度适中，可不出痧。

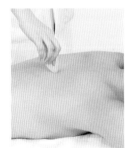

肝胆湿热——阴陵泉

用面刮法刮拭阴陵泉穴30次，以出痧为度。

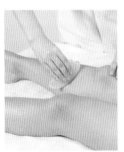

胆结石 痛日渐少，刮痧利胆效果好

扫二维码
看视频

　　胆结石是指发生在胆囊内的结石所引起的疾病，是一种常见病。我国的胆石症已由以胆管的胆色素结石为主逐渐转变为以胆囊胆固醇结石为主。胆结石初期进行刮痧可利胆排石，是缓解胆结石患者腹痛、消化不良的首选理疗法。

基础刮痧手法

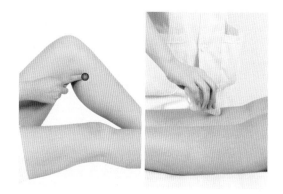

1 阴陵泉（角刮法）

用角刮法刮拭阴陵泉穴30次，力度适中，以出痧为度。

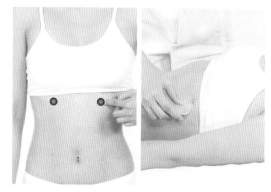

2 期门（角刮法）

用角刮法刮拭期门穴50次，力度适中，以潮红为度。

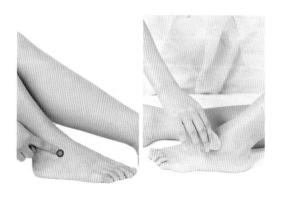

3 丘墟（角刮法）

用角刮法刮拭丘墟穴30次，力度适中，以潮红为度。

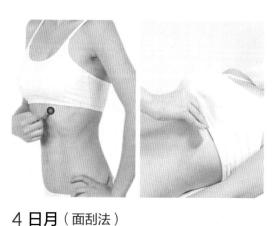

4 日月（面刮法）

用面刮法刮拭日月穴60次，力度适中，以出痧为度。

肝炎 胸胁胀又痛，刮痧防治身轻松

扫二维码
看视频

肝炎是肝脏出现的炎症。肝炎致病的原因各异，最常见的是由病毒引起。肝炎的早期症状及表现有食欲减退，消化功能差，进食后腹胀，没有饥饿感。肝炎初期进行刮痧可疏肝解郁，是缓解肝炎患者胁痛、腹胀的首选理疗法。

基础刮痧手法

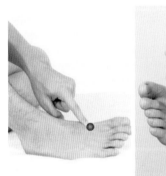
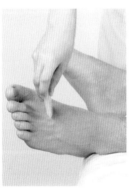

1 太冲（角刮法）

用角刮法刮拭太冲穴30次，力度适中，以出痧为度。

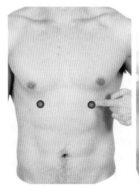
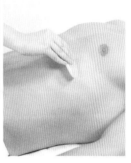

2 期门（面刮法）

用面刮法刮拭期门穴30次，力度适中，可不出痧。

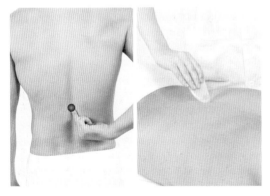

3 悬枢（角刮法）

用角刮法刮拭悬枢穴30次，力度适中，以出痧为度。

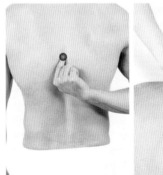
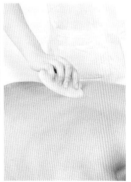

4 至阳（角刮法）

用角刮法刮拭至阳穴30次，力度适中，可不出痧。

腹胀 摆脱健脾胃，穴位刮痧抓精髓

扫二维码
看视频

腹胀是一种常见的消化系统症状，引起腹胀的原因主要见于胃肠道胀气，各种原因所致的腹水、腹腔肿瘤等。腹胀初期进行刮痧可健脾助运，无论是腑气不通、脾虚湿困还是肝气郁滞引起的腹胀，均可使用刮痧理疗法。

基础刮痧手法

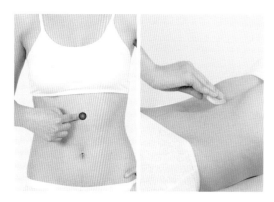

1 中脘（角刮法）

用角刮法刮拭中脘穴3~5分钟，力度适中，以出痧为度。

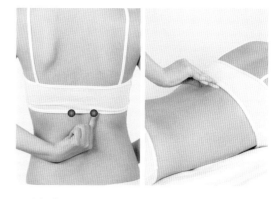

2 脾俞（面刮法）

用面刮法刮拭脾俞穴30次，力度适中，以出痧为度。

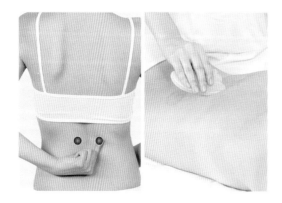

3 胃俞（面刮法）

用面刮法刮拭胃俞穴30次，力度适中，以出痧为度。

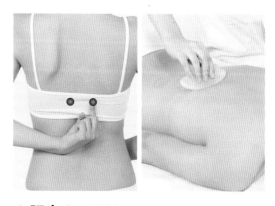

4 肝俞（面刮法）

用面刮法刮拭肝俞穴30次，力度适中，以出痧为度。

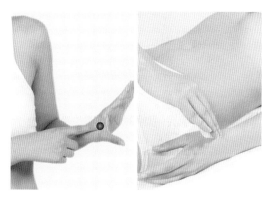
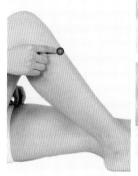
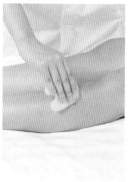

5 合谷（角刮法）

用角刮法刮拭合谷穴30次，力度适中，以出痧为度。

6 足三里（角刮法）

用角刮法刮拭足三里穴3～5分钟，力度适中，以出痧为度。

随证加穴

中医辨证分型

①腑气不通

腹部胀满疼痛，不能按压，按压则胀痛加重，便秘，口臭。

②脾虚湿困

脘腹痞闷胀痛，泛恶欲吐，纳呆便溏，头身困重，肢体浮肿，小便短少或短黄，大便溏稀或者泄泻，妇女黄白带下。

③肝气郁滞

脘腹胀满疼痛，痛及两胁，多因情志不畅诱发或加重，呕吐吞酸，嗳气频作，饮食减少。

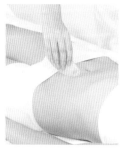

腑气不通——天枢

用角刮法刮拭天枢穴5分钟，力度适中，以出痧为度。

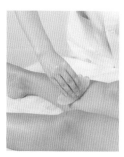

脾虚湿困——阴陵泉

用面刮法刮拭阴陵泉穴30次，力度适中，以出痧为度。

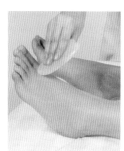

肝气郁滞——太冲

用角刮法刮拭太冲穴30次，力度适中，以出痧为度。

腹泻 停止痛不再，艾灸方法手里捡

扫二维码
看视频

腹泻主要表现为排便次数明显超过日常习惯的排便次数，粪质稀薄，水分增多。正常人群每天只需排便1次，且大便成型，颜色呈黄褐色。腹泻初期进行刮痧可温阳止泻，无论是肝脾不调、肾阳虚衰还是脾虚湿困引起的腹泻，均可使用艾灸理疗法。

基础艾灸手法

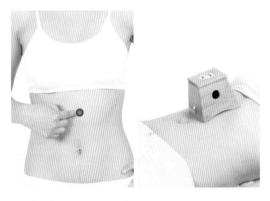

1 中脘（温和灸法）

点燃艾灸盒灸治中脘穴10～15分钟，以患者感觉舒适、皮肤潮红为度。

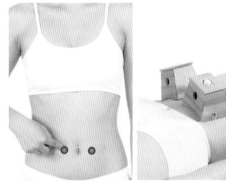

2 天枢（温和灸法）

点燃艾灸盒灸治天枢穴10～15分钟，以皮肤温热、潮红为度。

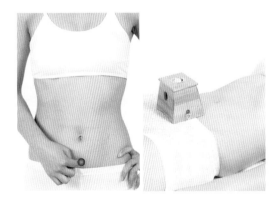

3 关元（温和灸法）

点燃艾灸盒灸治关元穴10～15分钟，以皮肤温热而无灼痛感为度。

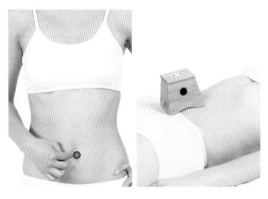

4 神阙（温和灸法）

点燃艾灸盒灸治神阙穴10～15分钟，以患者感觉舒适、皮肤潮红为度。

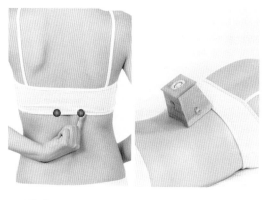

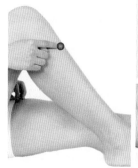

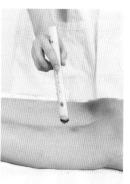

5 脾俞（温和灸法）

点燃艾灸盒灸治脾俞穴10～15分钟，以患者感觉舒适、皮肤潮红为度。

6 足三里（温和灸法）

用艾条温和灸法灸治足三里穴10～15分钟，以出现循经感传、气至病所为佳。

随证加穴

中医辨证分型

①肝脾不调

胸胁、乳房、少腹胀闷窜痛，情志抑郁或易怒，遇怒则诸证加重，腹胀，便溏不爽，泻必腹痛，泻后痛减，食欲不振。

②肾阳虚衰

天亮时，肠鸣脐痛，泻后痛减，大便稀薄，混杂不消食物，形寒肢冷，四肢不温。

③脾虚湿困

脘腹痞闷胀痛，泛恶欲吐，面色萎黄，神疲乏力，饮食减少，大便溏薄，头身困重。

肝脾不调——肝俞

点燃艾灸盒灸治肝俞穴15分钟，以患者感觉舒适为度。

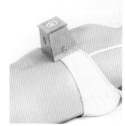

肾阳虚衰——肾俞

点燃艾灸盒灸治肾俞穴15分钟，以皮肤温热而无灼痛感为度。

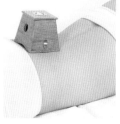

脾虚湿困——阴陵泉

用艾条温和灸法灸治阴陵泉穴10～15分钟，以潮红为度。

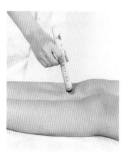

便秘 身心难受，穴位刮痧就够

扫二维码
看视频

便秘是临床常见的复杂症状，而不是一种疾病，主要是指排便次数减少、粪便量减少、粪便干结、排便费力等。便秘初期进行刮痧可润肠通便，无论是胃肠燥热、气机郁滞还是阴寒凝结引起的便秘，均可使用刮痧理疗法。

基础刮痧手法

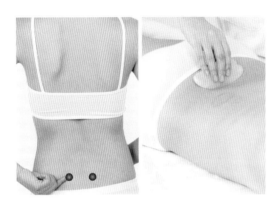

1 大肠俞（面刮法）

用面刮法刮拭大肠俞穴30次，力度适中，以出痧为度。

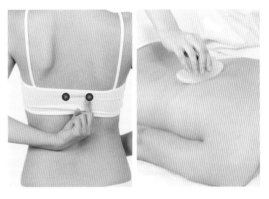

2 肝俞（面刮法）

用面刮法刮拭肝俞穴30次，力度适中，以出痧为度。

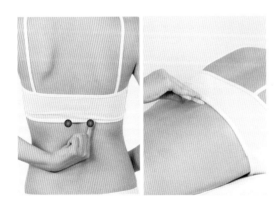

3 脾俞（面刮法）

用面刮法刮拭脾俞穴30次，力度适中，以出痧为度。

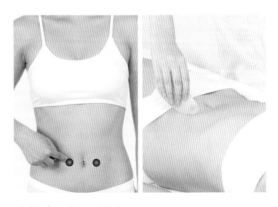

4 天枢（角刮法）

用角刮法刮拭天枢穴3~5分钟，力度适中，以出痧为度。

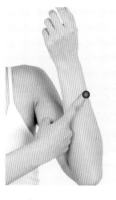
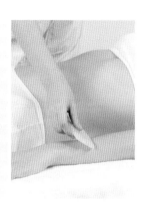
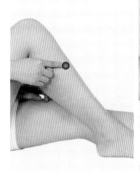
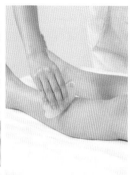

5 支沟（面刮法）

用面刮法刮拭支沟穴50次，力度适中，以出痧为度。

6 上巨虚（面刮法）

用面刮法刮拭上巨虚穴30次，力度适中，以出痧为度。

随证加穴

中医辨证分型

①胃肠燥热

大便干结，小便短赤，面红身热或微热，心烦口渴。

②气机郁滞

大便秘结，虽有便意，排出困难，腹部及两胁胀满，口淡，饮食欠佳。

③阴寒凝结

大便艰涩，难以排出，小便清长，四肢厥冷，喜热恶寒，腹中冷痛，腰脊酸冷。

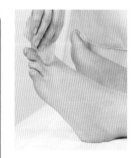

胃肠燥热——内庭

用角刮法刮拭内庭穴50次，力度适中，可不出痧。

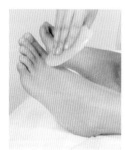

气机郁滞——太冲

用角刮法刮拭太冲穴30次，力度适中，以潮红为度。

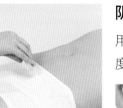

阴寒凝结——关元

用面刮法刮拭关元穴30次，力度适中，以潮红为度。

痢疾 赤白黏冻，拔罐理疗有功

扫二维码
看视频

痢疾为急性肠道传染病之一，临床表现为腹痛、腹泻、里急后重、排脓血便。一般起病急，以高热、腹泻、腹痛为主要症状，可发生惊厥、呕吐，多为疫毒痢。痢疾初期进行拔罐可通肠导滞，无论是湿热痢、寒湿痢还是休息痢，均可使用拔罐理疗法。

基础拔罐手法

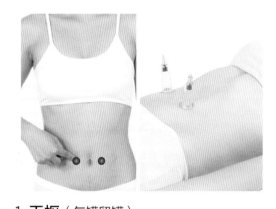

1 天枢（气罐留罐）

将气罐吸附在天枢穴上，留罐10~15分钟，以局部皮肤潮红为度。

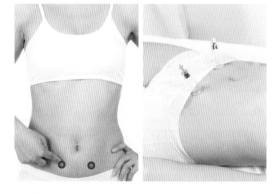

2 大巨（气罐留罐）

将气罐吸附在大巨穴上，留罐10~15分钟，以局部皮肤潮红为度。

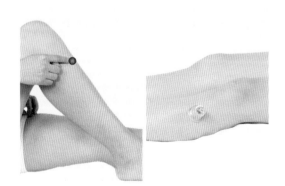

3 足三里（气罐留罐）

将气罐吸附在足三里穴上，留罐15分钟，以局部皮肤潮红为度。

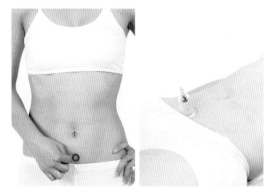

4 关元（气罐留罐）

将气罐吸附在关元穴上，留罐15分钟，以局部皮肤潮红为度。

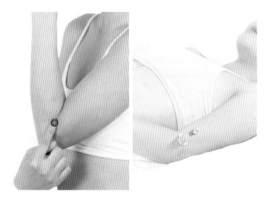

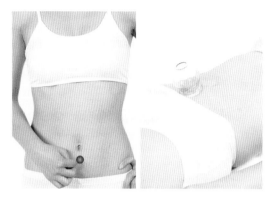

5 曲池（气罐留罐）

将气罐吸附在曲池穴上，留罐10分钟，以局部皮肤有少量瘀血被拔出为度。

6 气海（火罐留罐）

将火罐扣在气海穴上，留罐10分钟，以局部皮肤潮红为度。

随证加穴

中医辨证分型

①湿热痢
腹部疼痛，腹泻，里急后重，下痢赤白、黏冻或脓血，肛门灼热，小便短赤，恶寒，头痛，壮热，烦渴。

②寒湿痢
下痢赤白黏冻，白多赤少，伴有腹痛拘急，里急后重，口淡乏味，脘闷不渴，头重身困。

③休息痢
久痢不愈，痢下稀薄，带有白冻，时发时止，腹部隐痛，口淡不渴，食少神疲。

湿热痢——阴陵泉

将气罐吸附在阴陵泉穴上，留罐15分钟，以充血为度。

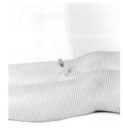

寒湿痢——中脘

将火罐迅速扣在中脘穴上，留罐10分钟，以充血为度。

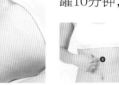

休息痢——肾俞

将火罐迅速扣在肾俞穴上，留罐15分钟，以充血为度。

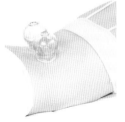

痔疮 坠胀便血，拔罐消肿止痛

扫二维码
看视频

痔疮是肛门科最常见的疾病。临床上分为三种类型：位于齿线以上的为内痔，在肛门齿线以外的为外痔，二者混合存在的称混合痔。痔疮初期进行拔罐可升阳举陷、消肿止痛，无论是湿热下注、脾虚下陷还是风伤肠络引起的痔疮，均可使用拔罐理疗法。

基础拔罐手法

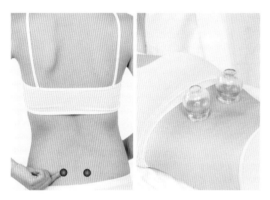

1 大肠俞（火罐留罐）

将火罐扣在大肠俞穴上，留罐15分钟，以局部皮肤潮红为度。

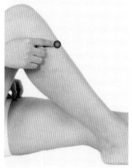
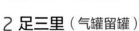

2 足三里（气罐留罐）

将气罐吸附在足三里穴上，留罐15分钟，以局部皮肤潮红为度。

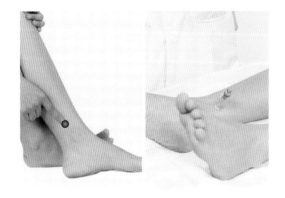

3 三阴交（气罐留罐）

将气罐吸附在三阴交穴上，留罐15分钟，以局部皮肤泛红、充血为度。

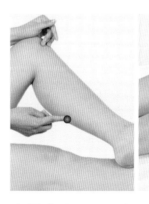
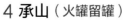

4 承山（火罐留罐）

将火罐扣在承山穴上，留罐10分钟，以局部皮肤泛红、充血为度。

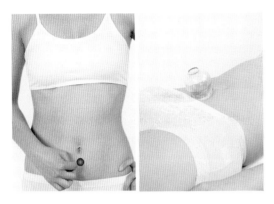

5 气海（火罐留罐）

将火罐扣在气海穴上，留罐10分钟，以局部皮肤潮红为度。

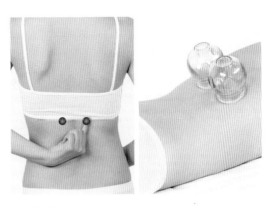

6 脾俞（火罐留罐）

将火罐扣在脾俞穴上，留罐10～15分钟，以局部皮肤泛红、充血为度。

随证加穴

中医辨证分型

①湿热下注

肛门部出现小肉状突出物，伴有疼痛、肿胀，大便不爽，小便赤黄。

②脾虚下陷

肛门部出现小肉状突出物，面色萎黄，神疲乏力，饮食欠佳，伴见脱肛。

③风伤肠络

肛门胀痛，大便带血，滴血或喷射而出，血色鲜红，或伴口干，大便秘结。

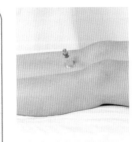

湿热下注——阴陵泉

将气罐吸附在阴陵泉穴上，留罐15分钟，以充血为度。

脾虚下陷——中脘

将火罐迅速扣在中脘穴上，留罐10分钟，以潮红为度。

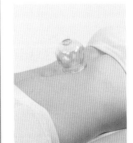

风伤肠络——次髎

将火罐迅速扣在次髎穴上，留罐15分钟，以充血为度。

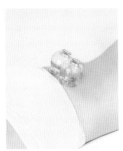

脱肛 体虚见，理疗艾灸先

扫二维码
看视频

脱肛又称直肠脱垂，是直肠黏膜或直肠壁全层脱出于肛门之外的病症。本病常因年老体弱，产后或久病体虚，久痢久泄等，致使直肠黏膜下层组织和肛门括约肌松弛无力而发病。脱肛初期进行艾灸可升阳举陷，是缓解脱肛患者腹坠胀的首选理疗法。

基础艾灸手法

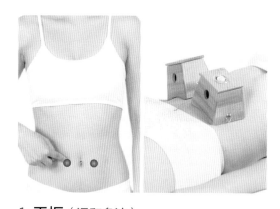

1 天枢（温和灸法）

点燃艾灸盒灸治天枢穴10~15分钟，以皮肤温热潮红为度。

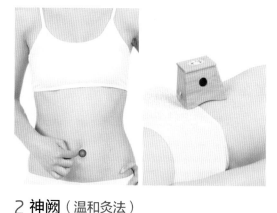

2 神阙（温和灸法）

点燃艾灸盒灸治神阙穴15~20分钟，以出现循经感传、气至病所为佳。

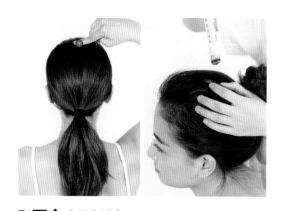

3 百会（悬灸法）

用艾条悬灸法灸治百会穴10~15分钟，以皮肤温热而无灼痛感为度。

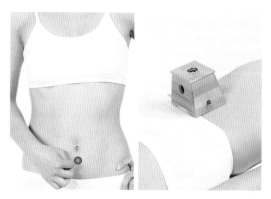

4 气海（温和灸法）

点燃艾灸盒灸治气海穴10~15分钟，以患者感觉舒适、皮肤潮红为度。

急性肠炎 吐泻，穴位刮痧调节

扫二维码
看视频

急性肠炎是消化系统疾病中较为常见的疾病，由肠道细菌、病毒感染或饮食不当等因素引起。临床表现为发热、腹痛、腹泻、腹胀、恶心、呕吐、粪便为黄色水样便等。急性肠炎初期进行刮痧可清热解毒，是缓解急性肠炎患者腹痛、腹泻的首选理疗法。

基础刮痧手法

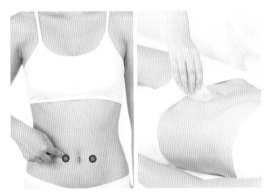

1 天枢（角刮法）

用角刮法刮拭天枢穴3～5分钟，力度适中，以出痧为度。

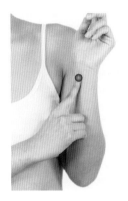

2 内关（角刮法）

用角刮法刮拭内关穴2～3分钟，力度适中，以出痧为度。

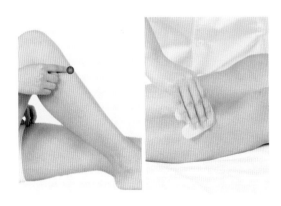

3 足三里（角刮法）

用角刮法刮拭足三里穴3～5分钟，力度适中，以出痧为度。

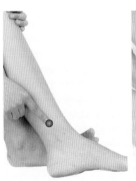

4 三阴交（面刮法）

用面刮法刮拭三阴交穴30次，力度适中，刮至不再出现新痧为止。

083

肥胖症 身心疲惫，拔罐乃瘦身国粹

扫二维码
看视频

肥胖是指一定程度的明显超重与脂肪层过厚。肥胖严重者容易引起高血压、心血管病等一系列的问题。肥胖症初期进行拔罐可瘦身降脂，无论是气虚痰壅、胃肠积热还是肾阳亏虚引起的肥胖症，均可使用拔罐理疗法。

基础拔罐手法

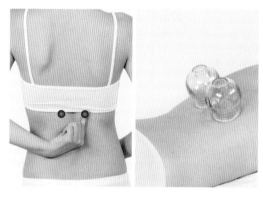

1 脾俞（火罐留罐）

将火罐扣在脾俞穴上，留罐15分钟，以局部皮肤泛红、充血为度。

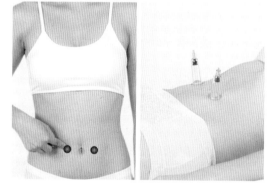

2 天枢（气罐留罐）

将气罐吸附在天枢穴上，留罐15分钟，以局部皮肤潮红为度。

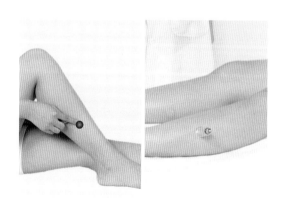

3 丰隆（气罐留罐）

将气罐吸附在丰隆穴上，留罐15分钟，以局部皮肤泛红、充血为度。

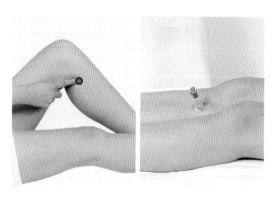

4 阴陵泉（气罐留罐）

将气罐吸附在阴陵泉穴上，留罐15分钟，以局部皮肤泛红、充血为度。

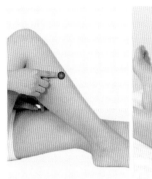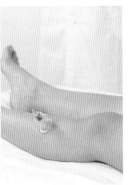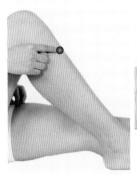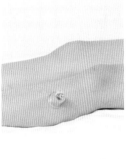

5 上巨虚（气罐留罐）

将气罐吸附在上巨虚穴上，留罐15分钟，以局部皮肤潮红为度。

6 足三里（气罐留罐）

将气罐吸附在足三里穴上，留罐15分钟，以局部皮肤潮红为度。

随证加穴

中医辨证分型

①气虚痰壅
形体肥胖，动则气短、汗出，肤色少华，精神倦怠，嗜睡，纳谷不振，胃脘胀满，大便溏薄，四肢浮肿，头身困重。

②胃肠积热
形体肥胖，面有油光，胃口极佳，畏热烦躁，口苦咽干，尿黄，便秘。

③肾阳亏虚
形体肥胖，畏寒肢冷，嗜卧懒动，腰脊酸楚，下肢浮肿，午后尤甚，妇女月经不调。

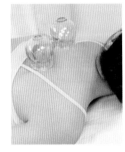

气虚痰壅——肺俞

将火罐迅速扣在肺俞穴上，留罐15分钟，以充血为度。

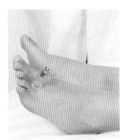

胃肠积热——内庭

将气罐吸附在内庭穴上，留罐15分钟，以充血为度。

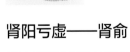

肾阳亏虚——肾俞

将火罐迅速扣在肾俞穴上，留罐15分钟，以充血为度。

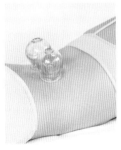

甲亢 来打扰，艾灸解烦恼

扫二维码
看视频

甲亢是由于甲状腺激素分泌增多，造成身体机能各系统的兴奋和代谢亢进的病症。表现为：多食、消瘦、畏热、好动、多汗、失眠、激动、易怒等高代谢症候群。甲亢初期进行艾灸可消肿散结，是缓解甲亢患者颈部疼痛的首选理疗法。

基础艾灸手法

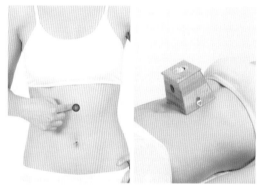

1 中脘（温和灸法）

点燃艾灸盒灸治中脘穴10～15分钟，以患者感觉舒适、皮肤潮红为度。

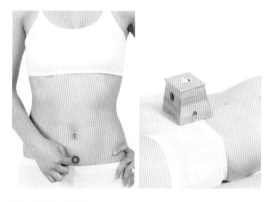

2 关元（温和灸法）

点燃艾灸盒灸治关元穴10～15分钟，以出现循经感传、气至病所为佳。

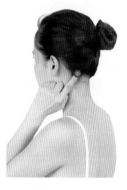
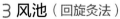

3 风池（回旋灸法）

用艾条回旋灸法灸治风池穴10～15分钟，以皮肤出现红晕为度。

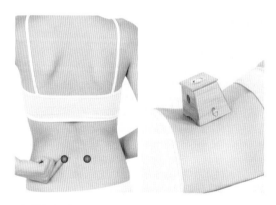

4 肾俞（温和灸法）

点燃艾灸盒灸治肾俞穴10～15分钟，以出现循经感传、气至病所为佳。

PART 4

滋阴益阳，
摆脱两性难言之隐

两性病症总是让人们有口难言，就算是去医院，
也会担心自己的隐私暴露，抵触心理让病症越拖
越久、越拖越重，夫妻间的信任消失殆尽，夫妻
关系岌岌可危……经穴疗法无疑是备受两性病症
困扰者的福音，互相刺激穴位，远离尴尬，夫妻
感情与日俱增。

慢性肾炎 身浮肿，穴位拔罐最有功

扫二维码
看视频

　　慢性肾炎是一种以慢性肾小球病变为主的肾小球疾病，也是一种常见的慢性肾脏疾病。大部分患者有明显血尿、浮肿、高血压、全身乏力等病症。慢性肾炎初期进行拔罐可补肾利水，无论是脾虚湿蕴还是瘀血内阻引起的慢性肾炎，均可使用拔罐理疗法。

基础拔罐手法

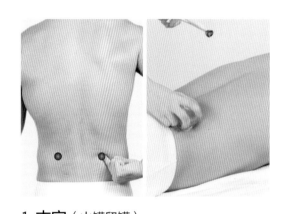

1 志室（火罐留罐）

将火罐扣在志室穴上，留罐10分钟，以局部皮肤泛红、充血为度。

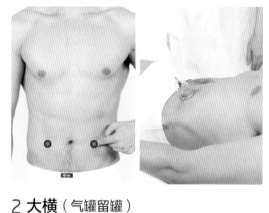

2 大横（气罐留罐）

将气罐吸附在大横穴上，留罐10分钟，以局部皮肤泛红、充血为度。

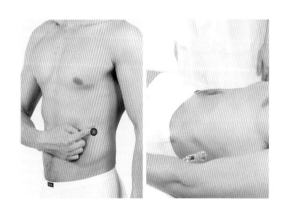

3 京门（气罐留罐）

将气罐吸附在京门穴上，留罐10分钟，以局部皮肤泛红、充血为度。

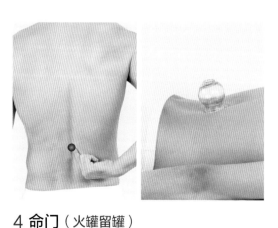

4 命门（火罐留罐）

将火罐扣在命门穴上，留罐15分钟，以局部皮肤泛红、充血为度。

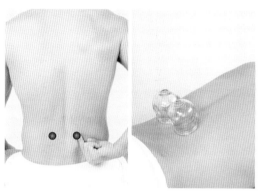
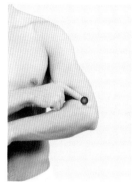
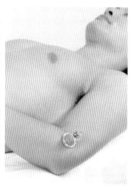

5 肾俞（火罐留罐）

将火罐扣在肾俞穴上，留罐15分钟，以局部皮肤泛红、充血为度。

6 曲池（气罐留罐）

将气罐吸附在曲池穴上，留罐15分钟，以局部皮肤泛红、充血为度。

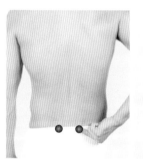
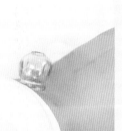

7 次髎（火罐留罐）

将火罐扣在次髎穴上，留罐15分钟，以局部皮肤泛红、充血为度。

TIPS

对于慢性肾炎引起的高血压患者，应在控制血压的同时积极治疗原发病。

随证加穴

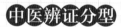

中医辨证分型

①脾虚湿蕴

周身浮肿明显，伴胸水、腹水，面色苍白，畏寒肢冷，神疲倦怠，腰脊酸痛。

②瘀血内阻

面色晦黯，少气乏力，午后低热或手足心热，口干咽燥或长期咽痛。

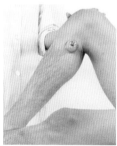

脾虚湿蕴——阴陵泉

将气罐吸附在阴陵泉穴上，留罐10分钟，以充血为度。

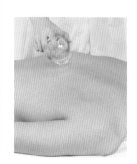

瘀血内阻——膈俞

将火罐迅速扣在膈俞穴上，留罐15分钟，以充血为度。

前列腺炎 小便痛，刮痧理疗最有功

扫二维码
看视频

前列腺炎是中青年男性生殖系统感染而导致的炎症改变。表现为：尿急、尿频、排尿时有烧灼感、排尿疼痛，伴有不同程度的性功能障碍。前列腺炎初期进行刮痧可利尿通淋，无论是气滞血瘀还是湿热下注引起的前列腺炎，均可使用刮痧理疗法。

基础刮痧手法

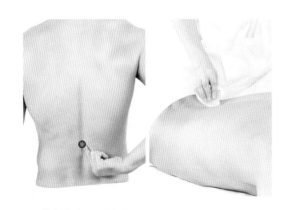

1 命门（面刮法）

用面刮法刮拭命门穴30次，力度适中，以皮肤潮红为度。

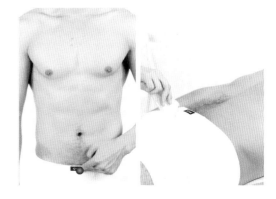

2 中极（角刮法）

用角刮法刮拭中极穴30次，力度适中，以皮肤潮红为度。

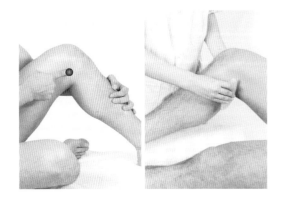

3 曲泉（面刮法）

用面刮法刮拭曲泉穴30次，力度稍重，以出痧为度。

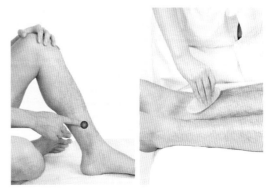

4 三阴交（面刮法）

用面刮法刮拭三阴交穴30次，力度稍重，以出痧为度。

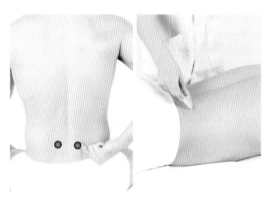

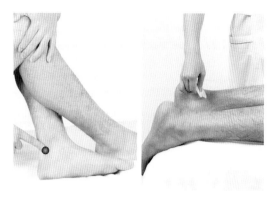

5 大肠俞（面刮法）

用面刮法刮拭大肠俞穴30次，力度轻柔，以皮肤潮红为度。

6 太溪（角刮法）

用角刮法刮拭太溪穴2～3分钟，力度适中，以出痧为度。

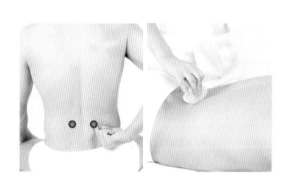

7 肾俞（面刮法）

用面刮法刮拭肾俞穴1～3分钟，力度适中，以出痧为度。

TIPS

腰骶疼痛、小便不利的前列腺炎患者还可用手掌推擦八髎穴区域。

随证加穴

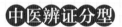

中医辨证分型

①气滞血瘀

颜面有黑斑，尿末滴白量少，少腹、会阴部、腰骶、尿道等处刺痛或胀痛。

②湿热下注

尿频、尿急、尿痛，尿道口时有白浊溢出。

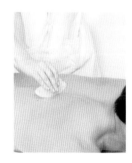

气滞血瘀——膈俞

用面刮法刮拭膈俞穴30次，力度稍重，以出痧为度。

湿热下注——三焦俞

用面刮法刮拭三焦俞穴30次，力度微重，以出痧为度。

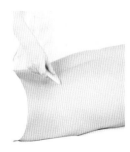

膀胱炎 因湿热发，不如试试拔罐法

扫二维码
看视频

膀胱炎是泌尿系统最常见的疾病，大多是由于细菌感染所引起初起表现症状轻微，仅有膀胱刺激症状，如尿频、尿急、尿痛等。膀胱炎初期进行拔罐可清利湿热，无论是膀胱湿热还是阴虚湿热引起的膀胱炎，均可使用拔罐理疗法。

基础拔罐手法

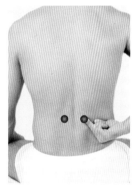
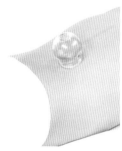

1 三焦俞（火罐留罐）

将火罐扣在三焦俞穴上，留罐15分钟，以局部皮肤泛红、充血为度。

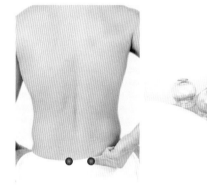

2 膀胱俞（火罐留罐）

将火罐扣在膀胱俞穴上，留罐15分钟，以局部皮肤泛红、充血为度。

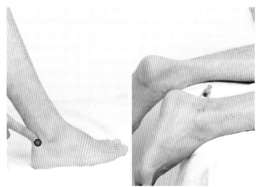
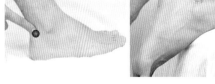

3 昆仑（气罐留罐）

将气罐吸附在昆仑穴上，留罐15分钟，以局部皮肤有抽紧感为度。

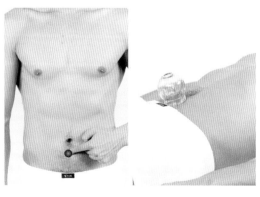

4 气海（火罐留罐）

将火罐扣在气海穴上，留罐15分钟，以局部皮肤泛红、充血为度。

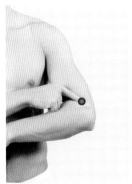 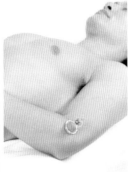 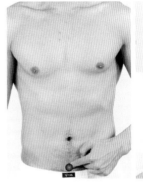 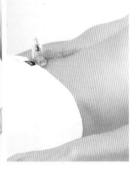

5 曲池（气罐留罐）

将气罐吸附在曲池穴上，留罐15分钟，以局部皮肤泛红、充血为度。

6 关元（气罐留罐）

将气罐吸附在关元穴上，留罐15分钟，以局部皮肤泛红、充血为度。

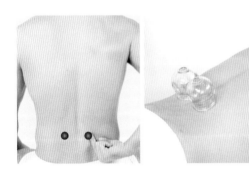

7 肾俞（火罐留罐）

将火罐扣在肾俞穴上，留罐15分钟，以局部皮肤泛红、充血为度。

TIPS

小便灼热疼痛的膀胱炎患者可用角刮法刮拭中极穴30次。

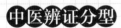

随证加穴

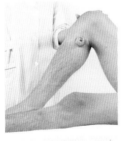

膀胱湿热——阴陵泉

将气罐吸附在阴陵泉穴上，留罐10分钟，以充血为度。

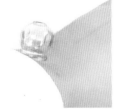

阴虚湿热——次髎

将火罐迅速扣在次髎穴上，留罐15分钟，以充血为度。

中医辨证分型

①膀胱湿热

小便频急不爽，尿道灼热刺痛，尿黄浑浊，腰痛，恶寒发热，大便干结。

②阴虚湿热

尿频不畅，解时刺痛，腰酸乏力，午后低热，手足烦热，口干口苦。

尿道炎 能治好，方法拔罐找

扫二维码
看视频

尿道炎是由于尿道损伤、尿道内异物、尿道梗阻、邻近器官出现炎症或性生活不洁等原因引起的尿道细菌感染。表现为：尿频、尿急、排尿时有烧灼感等。尿道炎初期进行拔罐可通利小便，无论是膀胱湿热还是肝胆郁热引起的尿道炎，均可使用拔罐理疗法。

基础拔罐手法

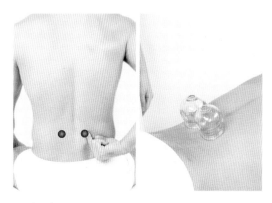

1 肾俞（火罐留罐）

将火罐扣在肾俞穴上，留罐10分钟，以局部皮肤潮红为度。

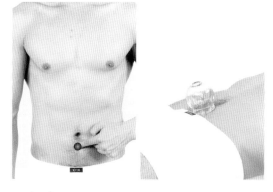

2 气海（火罐留罐）

将火罐扣在气海穴上，留罐10分钟，以局部皮肤潮红为度。

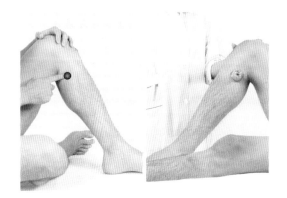

3 阴陵泉（气罐留罐）

将气罐吸附在阴陵泉穴上，留罐10分钟，以局部皮肤泛红、充血为度。

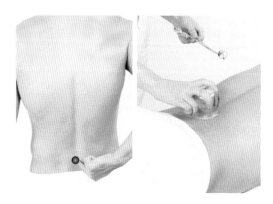

4 腰阳关（火罐留罐）

将火罐扣在腰阳关穴上，留罐10分钟，以局部皮肤泛红、充血为度。

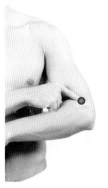
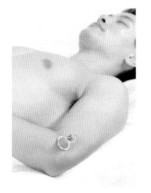
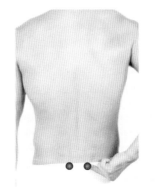

5 曲池（气罐留罐）

将气罐吸附在曲池穴上，留罐15分钟，以局部皮肤泛红、充血为度。

6 次髎（火罐留罐）

将火罐扣在次髎穴上，留罐15分钟，以局部皮肤泛红、充血为度。

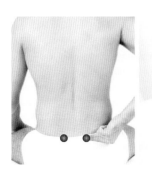
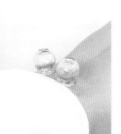

7 膀胱俞（火罐留罐）

将火罐扣在膀胱俞穴上，留罐15分钟，以局部皮肤潮红为度。

TIPS

小便灼热、难解的尿道炎患者还可以适当刺激中极穴，可清热利尿。

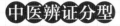

随证加穴

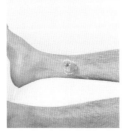

膀胱湿热——三阴交

将气罐吸附在三阴交穴上，留罐15分钟，以充血为度。

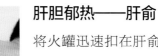

中医辨证分型

① 膀胱湿热

小便频急不爽，尿道灼热刺痛，尿黄浑浊，腰痛，恶寒发热，大便干结。

② 肝胆郁热

小便黄赤，寒热往来，烦躁不安，胸胁胀痛，食欲减退，口苦呕吐。

肝胆郁热——肝俞

将火罐迅速扣在肝俞穴上，留罐10分钟，以充血为度。

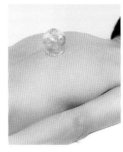

尿潴留 小便不通，理疗刮痧最有功

扫二维码
看视频

尿潴留分为急性尿潴留和慢性尿潴留。前者表现为急性发生的膀胱胀满而无法排尿现象，后者是由于持久而严重的梗阻病变引起排尿困难。尿潴留初期进行刮痧可清热通淋，无论是湿热内蕴还是瘀血阻滞引起的尿潴留，均可使用刮痧理疗法。

基础刮痧手法

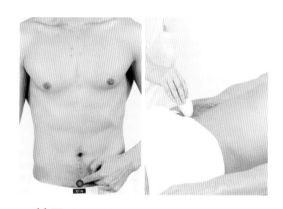

1 关元（角刮法）

用角刮法刮拭关元穴30次，力度逐渐加重，以局部皮肤潮红为度。

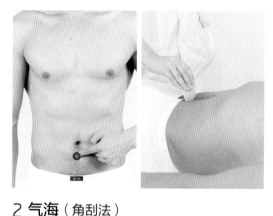

2 气海（角刮法）

用角刮法刮拭气海穴30次，力度由轻渐重，刮至不再出现新痧为止。

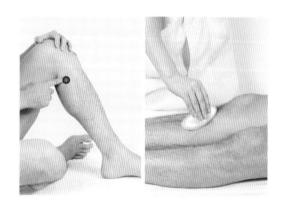

3 阴陵泉（面刮法）

用面刮法刮拭阴陵泉穴50次，刮至不再出现新痧为止。

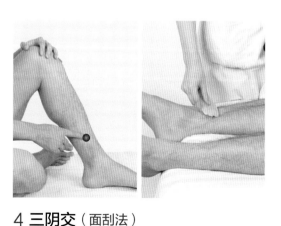

4 三阴交（面刮法）

用面刮法刮拭三阴交穴30次，刮至不再出现新痧为止。

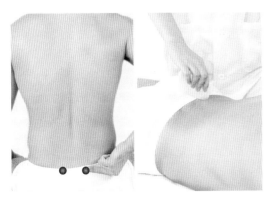

5 膀胱俞（角刮法）

用角刮法刮拭膀胱俞穴30次，力度适中，以出痧为度。

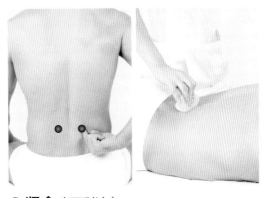

6 肾俞（面刮法）

用面刮法刮拭肾俞穴1～3分钟，力度适中，以出痧为度。

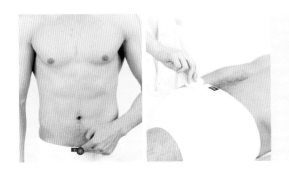

7 中极（角刮法）

用角刮法刮拭中极穴30次，力度轻柔，以皮肤潮红为度。

TIPS

尿潴留伴腰骶酸痛者可用手掌搓擦八髎穴区域，至局部皮肤潮红、发热为止。

随证加穴

中医辨证分型

①湿热内蕴

小便难出，兼见小腹胀满，口渴不欲饮。

②瘀血阻滞

排尿不畅，甚至点滴而出，尿时疼痛，兼见小腹满痛，舌紫暗或有瘀点。

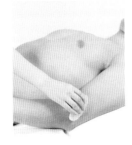

湿热内蕴——曲池

用面刮法刮拭曲池穴30次，力度适中，以出痧为度。

瘀血阻滞——血海

用面刮法刮拭血海穴30次，力度适中，以出痧为度。

早泄 需益肾填精，艾灸让您一身轻

扫二维码
看视频

早泄是指性交时间极短，或阴茎插入阴道就射精，随后阴茎即疲软，不能正常进行性交的一种病症，是一种最常见的男性性功能障碍。早泄初期进行艾灸可益肾填精，无论是肾虚不固还是心脾亏虚引起的早泄，均可使用艾灸理疗法。

基础艾灸手法

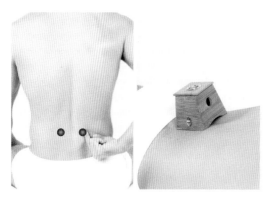

1 肾俞（温和灸法）

点燃艾灸盒灸治肾俞穴10～15分钟，以出现循经感传、气至病所为佳。

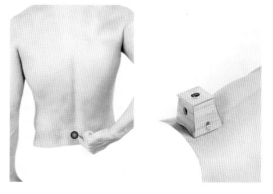

2 腰阳关（温和灸法）

点燃艾灸盒灸治腰阳关穴10～15分钟，以出现循经感传、气至病所为佳。

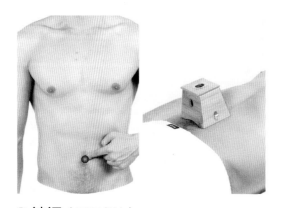

3 神阙（温和灸法）

点燃艾灸盒灸治神阙穴10～15分钟，以出现循经感传、气至病所为佳。

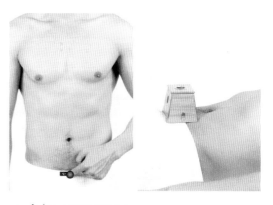

4 中极（温和灸法）

点燃艾灸盒灸治中极穴10～15分钟，以患者感觉舒适、皮肤潮红为度。

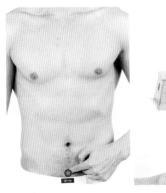

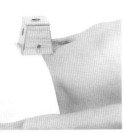

5 关元（温和灸法）

点燃艾灸盒灸治关元穴10～15分钟，以皮肤温热而无灼痛感为度。

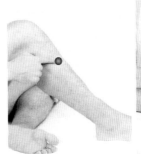

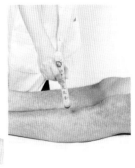

6 足三里（温和灸法）

用艾条温和灸法灸治足三里穴10～15分钟，以出现循经感传、气至病所为佳。

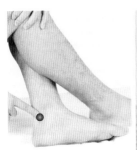

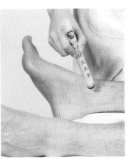

7 太溪（温和灸法）

用艾条温和灸法灸治太溪穴10～15分钟，以皮肤温热而无灼痛感为度。

TIPS

早泄伴腰膝酸软、手足不温者可适当刺激命门穴。

随证加穴

中医辨证分型

①肾虚不固

早泄，性欲减退，遗精或阳痿，腰膝酸软，夜尿多，小便清长。

②心脾亏虚

早泄，倦怠乏力，形体消瘦，面色少华，心悸，食少便溏。

肾虚不固——志室

点燃艾灸盒灸治志室穴15分钟，以舒适为度。

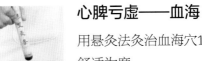

心脾亏虚——血海

用悬灸法灸治血海穴15分钟，以舒适为度。

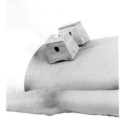

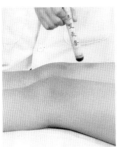

阳痿 需壮阳，按摩帮您忙

扫二维码
看视频

阳痿即勃起功能障碍，是指在企图性交时，阴茎勃起硬度不足以插入阴道，或阴茎勃起硬度维持时间不足于完成满意的性生活的病症。阳痿初期进行按摩可壮阳益肾，无论是心脾两虚还是湿热下注引起的阳痿，均可使用按摩理疗法。

基础按摩手法

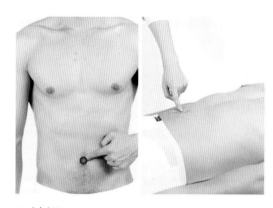

1 神阙（按揉法）

用食指指腹按揉神阙穴5分钟，力度轻柔，以脐下有温热感为度。

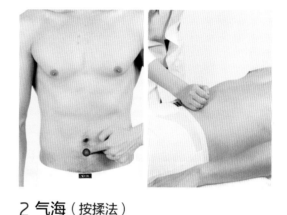

2 气海（按揉法）

用手掌小鱼际按揉气海穴2分钟，以局部皮肤有热感为宜。

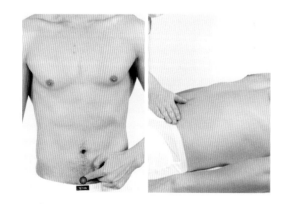

3 关元（摩法）

将手掌置于关元上，来回摩动3分钟，以小腹部有温热感为度。

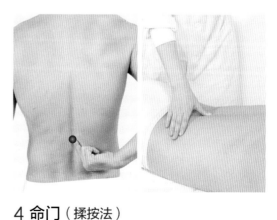

4 命门（揉按法）

用拇指指腹揉按命门穴2分钟，以局部皮肤潮红、发热为度。

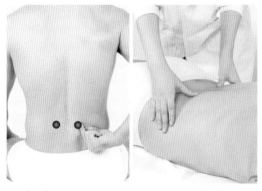

5 肾俞（揉搓法）

用拇指指腹揉搓肾俞穴2分钟，以局部有酸胀感为宜。

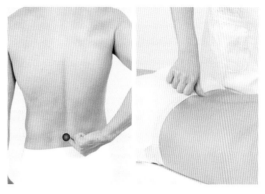

6 腰阳关（按揉法）

用拇指指腹按揉腰阳关穴2分钟，以小腹部透热为度。

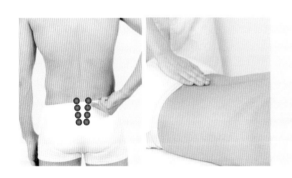

7 八髎（推擦法）

用手掌推擦八髎穴2～3分钟，以局部有温热感为宜。

TIPS

阳痿伴小便不利、阴囊潮湿者可适当刺激中极穴。

随证加穴

中医辨证分型

①心脾两虚

阴茎勃起困难，时有遗精，头晕耳鸣，心悸气短，面色苍白，口唇及指甲淡白。

②湿热下注

阴茎痿软，阴囊潮湿，睾丸胀痛，或有血精，茎中痒痛，尿黄混浊，尿后余沥。

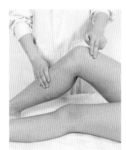

心脾两虚——血海

将食指、中指并拢，用指腹按揉血海穴1分钟。

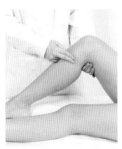

湿热下注——阴陵泉

将食指、中指并拢，用指腹推揉阴陵泉穴3分钟。

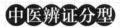

遗精 心慌气短，刮痧滋肾效专

扫二维码
看视频

一般成人男性遗精1周不超过1次属正常现象；如果1周数次或1日数次，并伴有精神萎靡、腰酸腿软、心慌、气喘，则属于病理病症。遗精初期进行刮痧可滋阴补肾，无论是心肾不交还是湿热下注引起的遗精，均可使用刮痧理疗法。

基础刮痧手法

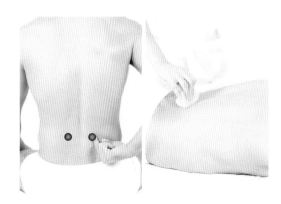

1 肾俞（面刮法）

用面刮法刮拭肾俞穴50次，力度适中，以出痧为度。

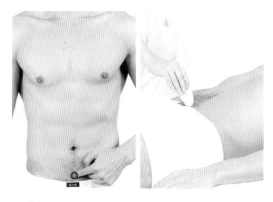

2 关元（角刮法）

用角刮法刮拭关元穴30次，力度适中，以出痧为度。

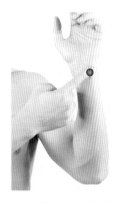
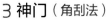

3 神门（角刮法）

用角刮法刮拭神门穴30次，力度适中，以皮肤潮红为度。

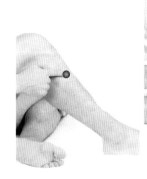
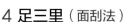

4 足三里（面刮法）

用面刮法刮拭足三里穴30次，力度适中，以出痧为度。

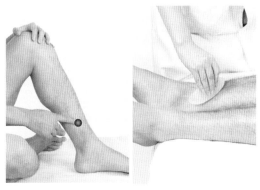

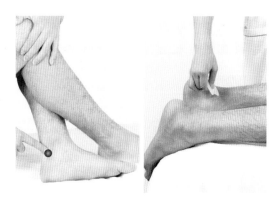

5 三阴交（面刮法）

用面刮法刮拭三阴交穴30次，力度适中，以出痧为度。

6 太溪（角刮法）

用角刮法刮拭太溪穴30次，力度适中，以出痧为度。

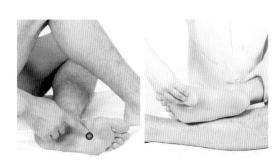

7 涌泉（角刮法）

用角刮法刮拭涌泉穴30次，力度微重，速度适中，以出痧为度。

TIPS

手足不温、腰膝酸软的遗精患者可适当刺激命门穴。

随证加穴

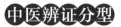

中医辨证分型

①心肾不交

梦中遗精，心中烦热，夜寐不宁，头晕目眩，体疲乏力，心悸怔忡，小便短赤。

②湿热下注

遗精频作，小便热赤浑浊，或溺涩不爽，口苦口干，心烦少寐，大便溏而后重。

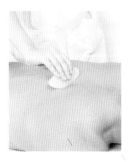

心肾不交——心俞

用面刮法刮拭心俞穴3分钟，力度适中，以出痧为度。

湿热下注——阴陵泉

用角刮法刮拭阴陵泉穴30次，力度适中，以出痧为度。

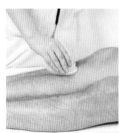

肾结石 不可延误，刮痧理疗帮你除

扫二维码
看视频

　　肾结石是指发生于肾盏、肾盂及肾盂与输尿管连接部的结石，多数位于肾盂、肾盏内，肾实质结石少见，通常会有阵发性或持续性疼痛。肾结石初期进行刮痧可解痉止痛、通利小便，是缓解肾结石患者腹痛、小便不利的首选理疗法。

基础刮痧手法

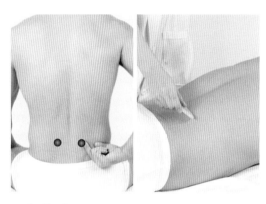

1 气海俞（面刮法）

用面刮法刮拭气海俞穴5分钟，力度适中，以出痧为度。

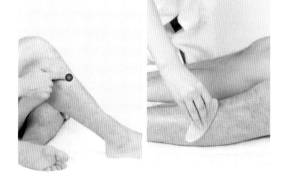

2 足三里（面刮法）

用面刮法刮拭足三里穴30次，力度适中，以出痧为度。

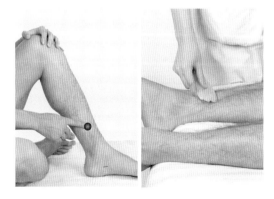

3 三阴交（角刮法）

用角刮法刮拭三阴交穴30次，力度稍轻，可不出痧。

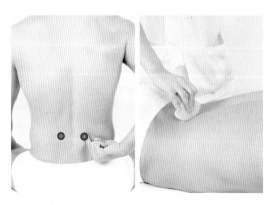

4 肾俞（面刮法）

用面刮法刮拭肾俞穴50次，力度适中，以出痧为度。

阴囊潮湿 不用怕，清热利湿刮痧法

阴囊潮湿是指由于脾肾虚弱、药物过敏、缺乏维生素、真菌滋生等原因引起的男性阴囊糜烂、潮湿、瘙痒等症状，是一种男性特有的皮肤病。阴囊潮湿初期进行刮痧可清热利湿，是缓解阴囊潮湿患者小便不利、小便赤痛的首选理疗法。

基础刮痧手法

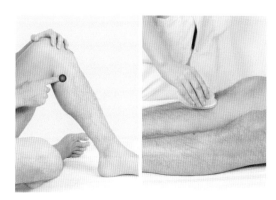

1 阴陵泉（角刮法）

用角刮法刮拭阴陵泉穴30次，力度适中，以出痧为度。

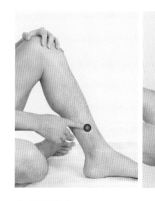

2 三阴交（面刮法）

用面刮法刮拭三阴交穴30次，力度适中，刮至不再出现新痧为止。

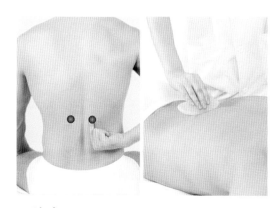

3 脾俞（面刮法）

用面刮法刮拭脾俞穴30次，手法宜轻，以出痧为度。

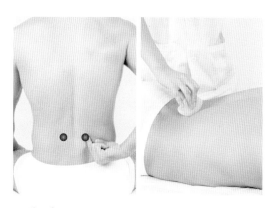

4 肾俞（面刮法）

用面刮法刮拭肾俞穴30次，力度微重，速度适中，以出痧为度。

性冷淡者用按摩，益肾固精真不错

扫二维码
看视频

性冷淡是指由于疾病、精神、年龄等因素导致的性欲缺乏，即对性生活缺乏兴趣。中医学认为本病主要为七情所伤，与精神因素有关。性冷淡进行按摩可益肾固精、增添情趣，是调理生殖，增加夫妻感情的首选理疗法。

基础按摩手法

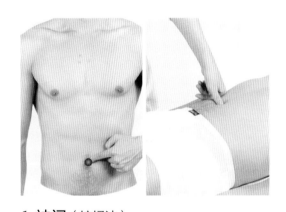

1 神阙（按揉法）

用拇指指腹按揉神阙穴3分钟，力度轻揉，以脐下温热为度。

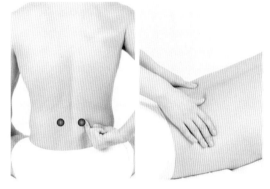

2 肾俞（点按法）

用拇指指端点按肾俞穴1~2分钟，以有酸胀感为度。

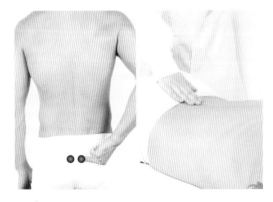

3 会阳（摩擦法）

用手掌摩擦会阳穴2~3分钟，力度由轻渐重，以局部皮肤发热为度。

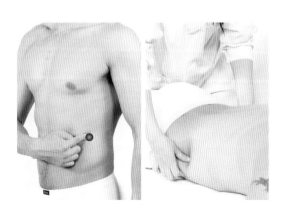

4 京门（按揉法）

用拇指指腹按揉京门穴1~3分钟，以局部皮肤潮红、发热为度。

不育症 要调生殖，补肾壮阳拔罐调

扫二维码
看视频

不育症是指育龄夫妻同居2年以上、性生活正常又未采用任何避孕措施，由于男方原因使女方不能受孕的病症。多由于男性内分泌疾病、生殖道感染、男性性功能障碍等引起。不育症初期进行拔罐可补肾壮阳，是调理男性生殖系统功能的首选理疗法。

基础拔罐手法

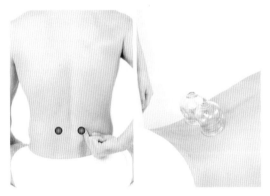

1 肾俞（火罐留罐）

将火罐扣在肾俞穴上，留罐15分钟，以局部皮肤泛红、充血为度。

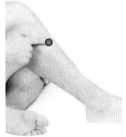

2 足三里（气罐留罐）

将气罐吸附在足三里穴上，留罐15分钟，以局部皮肤潮红为度。

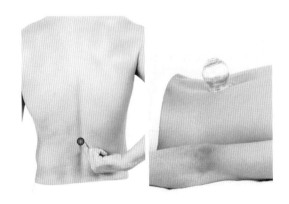

3 命门（火罐留罐）

将火罐扣在命门穴上，留罐10分钟，以局部皮肤有抽紧感为度。

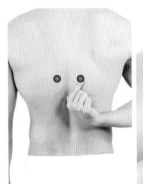
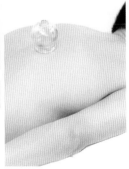

4 肝俞（火罐留罐）

将火罐扣在肝俞穴上，留罐10分钟，以局部皮肤泛红、充血为度。

月经不调 早治疗，穴位刮痧效非常

扫二维码
看视频

月经不调是指月经的周期、经色、经量、经质发生了改变。中医认为本病的发生常与感受寒邪、饮食伤脾或情志不畅等因素有关。月经不调初期进行刮痧可调经统血，无论是实热、寒凝还是肝郁引起的月经不调，均可使用刮痧理疗法。

基础刮痧手法

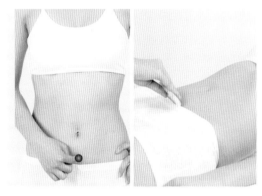

1 关元（面刮法）

用面刮法刮拭关元穴30次，力度轻柔，以出痧为度。

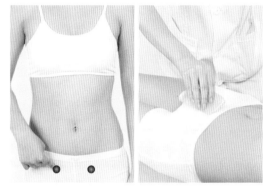

2 子宫（面刮法）

用面刮法刮拭子宫穴30次，力度轻柔，以局部皮肤潮红为度。

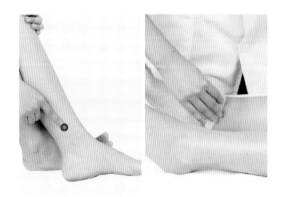

3 三阴交（面刮法）

用面刮法刮拭三阴交穴30次，力度适中，刮至不再出现新痧为止。

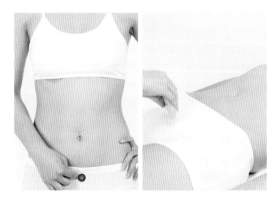

4 中极（角刮法）

用角刮法刮拭中极穴30次，力度适中，以出痧为度。

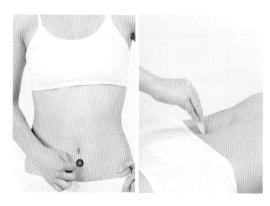

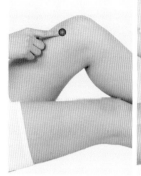

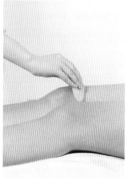

5 气海（角刮法）

用角刮法刮拭气海穴30次，力度适中，刮至不再出现新痧为止。

6 血海（面刮法）

用面刮法刮拭血海穴30次，力度稍重，至皮下紫色痧斑、痧痕形成为止。

随证加穴

中医辨证分型

①实热

月经量多，色深红或紫，质黏稠，伴面红，口渴欲饮，心胸烦热，小便短黄，大便干燥。

②寒凝

月经量少，色暗有血块，小腹冷痛，得热则减，畏寒肢冷。

③肝郁

月经或提前或错后，经量或多或少，色紫黯有块，经行不畅，胸胁乳房作胀，少腹胀痛，常叹息，嗳气不舒。

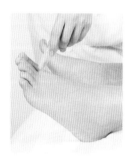

实热——行间

用角刮法刮拭行间穴3分钟，力度适中，以出痧为度。

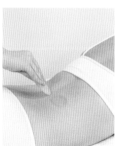

寒凝——命门

用角刮法刮拭命门穴3分钟，力度适中，以出痧为度。

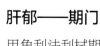

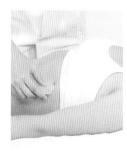

肝郁——期门

用角刮法刮拭期门穴3分钟，力度适中，以出痧为度。

痛经 每月来打扰，艾灸帮您除烦恼

扫二维码
看视频

痛经又称"月经痛"，是指妇女在月经前后或经期，出现下腹部或腰骶部剧烈疼痛，严重时伴有恶心、呕吐、腹泻，甚至昏厥。痛经初期进行艾灸可温经止痛，无论是气滞血瘀、寒凝血瘀还是肾气亏虚引起的痛经，均可使用艾灸理疗法。

基础艾灸手法

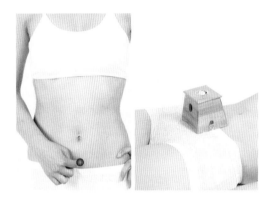

1 关元（温和灸法）

点燃艾灸盒灸治关元穴10分钟，以热感循经传导、气至病所为佳。

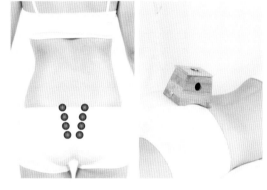

2 八髎（温和灸法）

点燃艾灸盒灸治八髎穴10分钟，以患者感觉舒适、皮肤潮红为度。

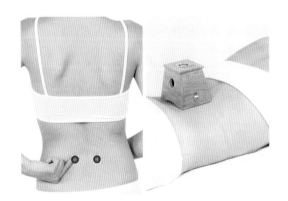

3 肾俞（温和灸法）

点燃艾灸盒灸治肾俞穴10～15分钟，以出现循经感传、气至病所为佳。

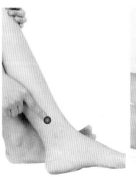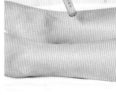

4 三阴交（悬灸法）

用艾条悬灸法灸治三阴交穴10分钟，以出现循经感传、气至病所为佳。

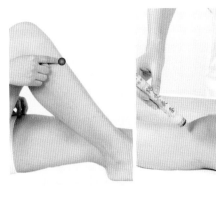
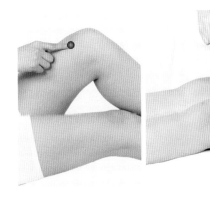

5 足三里（温和灸法）

用艾条温和灸法灸治足三里穴10分钟，以患者感觉舒适、皮肤潮红为度。

6 血海（温和灸法）

用艾条温和灸法灸治血海穴10分钟，以患者感觉舒适、皮肤潮红为度。

随证加穴

中医辨证分型

①气滞血瘀

经前或经期小腹胀痛拒按，经血色紫，可见血块，胸胁、乳房胀痛。

②寒凝血瘀

经前或经期小腹冷痛拒按，得热痛减，月经量少，色黯，可见血块。

③肾气亏虚

经后小腹绵绵作痛，兼月经色黯、量少，腰骶酸痛。

气滞血瘀——膈俞

将艾灸盒点燃，置于膈俞穴上灸治10分钟，以潮红为度。

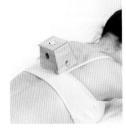

寒凝血瘀——腰阳关

将艾灸盒点燃，置于腰阳关穴上灸治10分钟，以潮红为度。

肾气亏虚——太溪

用艾条温和灸法灸治太溪穴10～15分钟，以潮红为度。

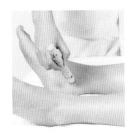

闭经 用艾灸，行气活血有奇功

扫二维码
看视频

闭经分为2种：凡年过18岁仍未行经者为原发性闭经；月经初潮以后，正常绝经以前（妊娠或哺乳期除外），月经闭止超过6个月者称为继发性闭经。闭经初期进行艾灸可行气活血，无论是气血虚弱、肾气亏虚还是气滞血瘀引起的闭经，均可使用艾灸理疗法。

基础艾灸手法

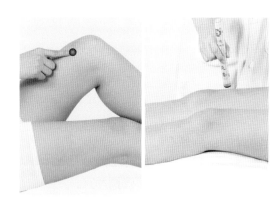

1 血海（温和灸法）

用艾条温和灸法灸治血海穴10分钟，以患者感觉舒适、皮肤潮红为度。

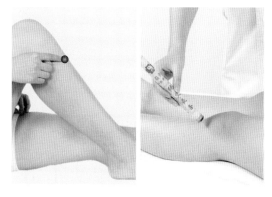

2 足三里（温和灸法）

用艾条温和灸法灸治足三里穴10分钟，以患者感觉舒适、皮肤潮红为度。

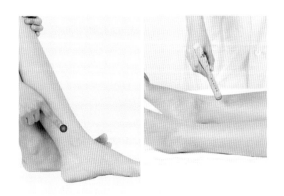

3 三阴交（温和灸法）

用艾条温和灸法灸治三阴交穴10分钟，以热感循经传导、气至病所为佳。

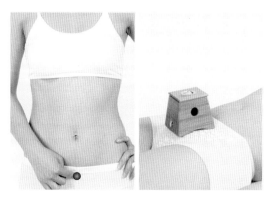

4 中极（温和灸法）

点燃艾灸盒灸治中极穴10~15分钟，以皮肤温热而无灼痛感为度。

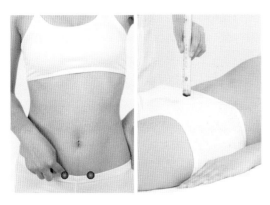

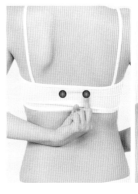
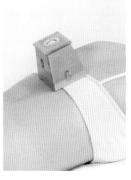

5 归来（温和灸法）

用艾条温和灸法灸治归来穴10～15分钟，以皮肤出现红晕为度。

6 肝俞（温和灸法）

点燃艾灸盒灸治肝俞穴10～15分钟，以热感循经传导、气至病所为佳。

随证加穴

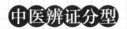

中医辨证分型

①气血虚弱
月经周期长期延迟，量少色淡，或有闭经趋势。

②肾气亏虚
年逾16周岁尚未行经，或第二性征发育不良，伴腰膝酸软、耳鸣。

③气滞血瘀
月经停闭不行，兼胸胁、乳房胀痛，少腹胀痛拒按。

气血虚弱——气海

点燃艾灸盒灸治气海穴15分钟，以舒适而不灼烫为宜。

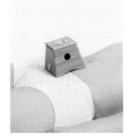

肾气亏虚——太溪

用艾条温和灸法灸治太溪穴10～15分钟，以潮红为度。

气滞血瘀——太冲

用艾条温和灸法灸治太冲穴10～15分钟，以潮红为度。

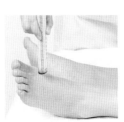

崩漏 势缓势急，拔罐调经补虚

扫二维码
看视频

　　崩漏相当于西医的功能性子宫出血，是指妇女非周期性子宫出血。其发病急骤，暴下如注，大量出血者为"崩"；病势缓，出血量少，淋漓不绝者为"漏"。崩漏初期进行拔罐可补虚调经，无论是血热还是脾不摄血引起的崩漏，均可使用拔罐理疗法。

基础拔罐手法

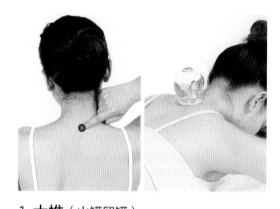

1 大椎（火罐留罐）

将火罐扣在大椎穴上，留罐10分钟，以局部皮肤泛红、充血为度。

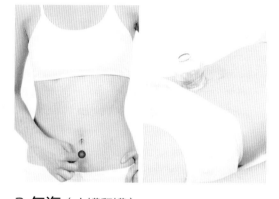

2 气海（火罐留罐）

将火罐扣在气海穴上，留罐10分钟，以局部皮肤潮红为度。

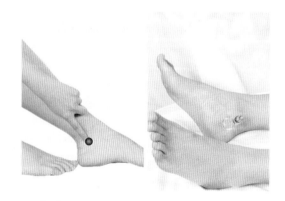

3 水泉（气罐留罐）

将气罐吸附在水泉穴上，留罐10分钟，以局部皮肤潮红为度。

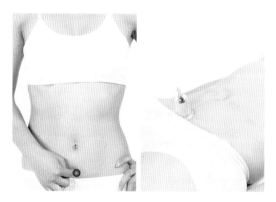

4 关元（气罐留罐）

将气罐吸附在关元穴上，留罐10分钟，以局部皮肤潮红为度。

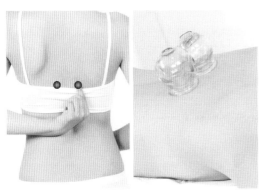
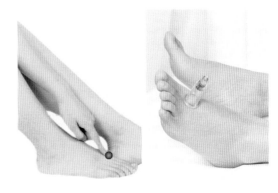

5 膈俞（火罐留罐）

将火罐扣在膈俞穴上，留罐10分钟，以局部皮肤泛红、充血为度。

6 太冲（气罐留罐）

将气罐吸附在太冲穴上，留罐15分钟，以局部皮肤泛红、充血为度。

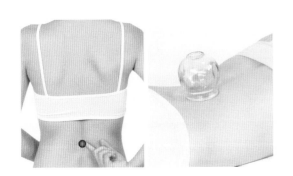

7 命门（火罐留罐）

将火罐扣在命门穴上，留罐15分钟，以局部皮肤泛红、充血为度。

TIPS

平时头晕、耳鸣、腰膝酸软的崩漏患者可适当刺激肾俞穴。

随证加穴

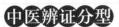

中医辨证分型

①血热妄行

经血或崩或漏，色紫红稠，烦热口渴，下腹胀痛，尿黄便秘。

②脾不摄血

经血紊乱，经量多或淋漓不尽，色淡清稀，神疲肢倦，气短懒言，乏力纳少。

血热妄行——血海

将火罐迅速扣在血海穴上，留罐10分钟，以充血为度。

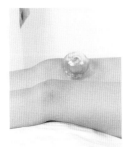

脾不摄血——三阴交

将气罐吸附在三阴交穴上，留罐10分钟，以潮红为度。

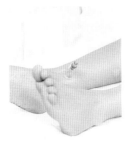

带下病 妇科常见，燥湿止带拔罐先

白带异常指阴道分泌的白色分泌物有臭味及异味，色泽异常，常与生殖系统局部炎症、肿瘤或身体虚弱等因素有关。带下病初期进行拔罐可燥湿止带，无论是湿热下注、脾气虚弱还是肾气亏虚引起的带下病，均可使用拔罐理疗法。

基础拔罐手法

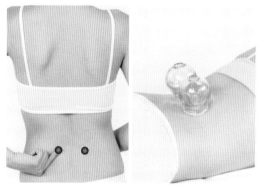

1 肾俞（火罐留罐）

将火罐扣在肾俞穴上，留罐10分钟，以局部皮肤潮红为度。

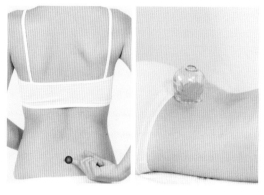

2 腰阳关（火罐留罐）

将火罐扣在腰阳关穴上，留罐10分钟，以局部皮肤泛红、充血为度。

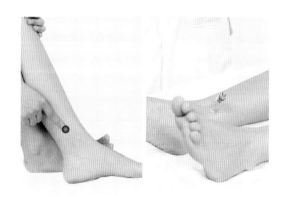

3 三阴交（气罐留罐）

将气罐吸附在三阴交穴上，留罐10分钟，以局部皮肤潮红为度。

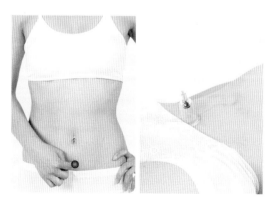

4 关元（气罐留罐）

将气罐吸附在关元穴上，留罐10分钟，以局部皮肤潮红为度。

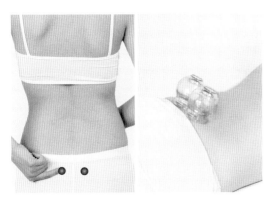

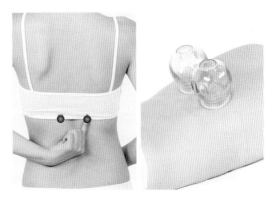

5 次髎（火罐留罐）

将火罐扣在次髎穴上，留罐15分钟，以局部皮肤泛红、充血为度。

6 脾俞（火罐留罐）

将火罐扣在脾俞穴上，留罐10分钟，以局部皮肤泛红、充血为度。

随证加穴

中医辨证分型

①湿热下注
带下量多，色黄或黄白，质黏腻，有臭气，胸闷，口腻，或小腹作痛，或带下色白质黏如豆腐渣状，阴痒。

②脾气虚弱
带下色白或淡黄，绵绵不断，面色苍白，四肢欠温，精神疲倦，纳少便溏，两足浮肿。

③肾气亏虚
白带清冷，量多，质稀薄，终日淋漓不断，腰酸如折，小腹冷感，小便频数清长。

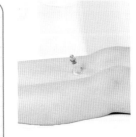

湿热下注——阴陵泉

将气罐吸附在阴陵泉穴上，留罐15分钟，以充血为度。

脾气虚弱——足三里

将气罐吸附在足三里穴上，留罐10分钟，以充血为度。

肾气亏虚——照海

将气罐吸附在照海穴上，留罐15分钟，以充血为度。

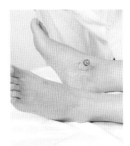

子宫脱垂 肾不固，升阳举陷艾灸除

扫二维码
看视频

子宫脱垂又名子宫脱出，是指子宫从正常位置沿阴道向下移位的病症。常见症状为腹部下坠、腰酸，严重者会出现排尿困难，或尿频、尿潴留等。子宫脱垂初期进行艾灸可升阳固脱，无论是中气下陷还是肾气不固引起的子宫脱垂，均可使用艾灸理疗法。

基础艾灸手法

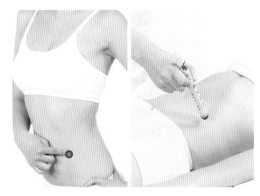

1 带脉（温和灸法）

用艾条温和灸法灸治带脉穴10分钟，以皮肤温热而无灼痛感为度。

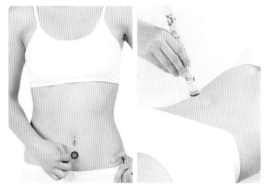

2 阴交（温和灸法）

用艾条温和灸法灸治阴交穴10分钟，以皮肤温热而无灼痛感为度。

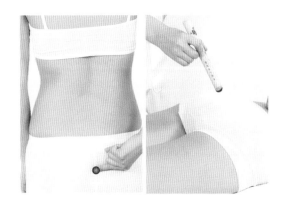

3 长强（温和灸法）

用艾条温和灸法灸治长强穴10～15分钟，以皮肤出现红晕为度。

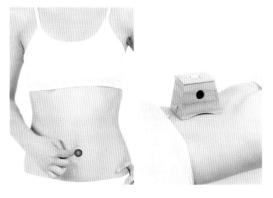

4 神阙（温和灸法）

点燃艾灸盒灸治神阙穴10～15分钟，以皮肤温热舒适而不灼烫为宜。

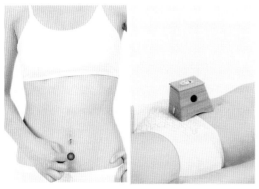

5 气海（温和灸法）

点燃艾灸盒灸治气海穴10～15分钟，以皮肤温热舒适而不灼烫为宜。

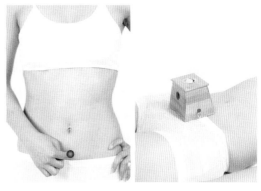

6 关元（温和灸法）

点燃艾灸盒灸治关元穴10～15分钟，以皮肤温热而无灼痛感为度。

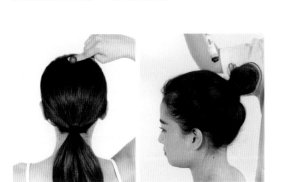

7 百会（悬灸法）

用艾条悬灸法灸治百会穴10～15分钟，以出现循经感传、气至病所为佳。

TIPS

小腹坠胀、腰膝酸软、月经不调者可适当刺激八髎穴、中极穴。

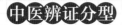

随证加穴

中医辨证分型

①中气下陷

子宫下脱，劳累加剧，下腹坠胀，肢软乏力，懒言少气，小便频数。

②肾气不固

生育过多或肾气虚损，子宫下脱，腰膝酸软，头晕耳鸣，小腹坠胀，小便频数。

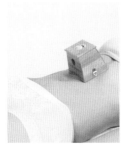

中气下陷——中脘

点燃艾灸盒灸治中脘穴15分钟，以有灼痛感为度。

肾气不固——肾俞

点燃艾灸盒灸治肾俞穴15分钟，以有循经感传现象为度。

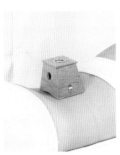

慢性盆腔炎 拔罐，下腹坠胀不再犯

扫二维码
看视频

慢性盆腔炎指的是女性内生殖器官、周围结缔组织及盆腔腹膜发生慢性炎症，反复发作，经久不愈。慢性盆腔炎初期进行拔罐可清热利湿、行气活血，无论是湿热下注、气滞血瘀还是肾气亏虚引起的慢性盆腔炎，均可使用拔罐理疗法。

基础拔罐手法

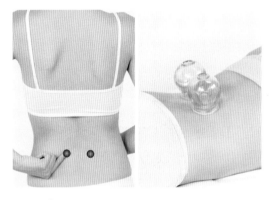

1 肾俞（火罐留罐）

将火罐扣在肾俞穴上，留罐10分钟，以局部皮肤潮红为度。

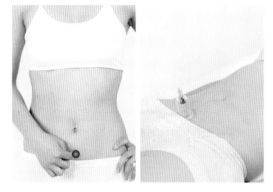

2 关元（气罐留罐）

将气罐吸附在关元穴上，留罐10分钟，以局部皮肤潮红为度。

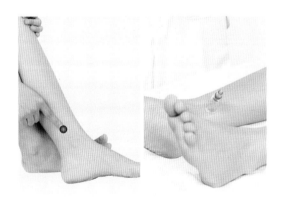

3 三阴交（气罐留罐）

将气罐吸附在三阴交穴上，留罐10分钟，以局部皮肤潮红为度。

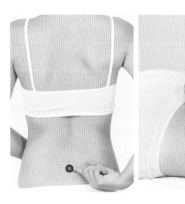
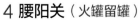

4 腰阳关（火罐留罐）

将火罐扣在腰阳关穴上，留罐10分钟，以局部皮肤泛红、充血为度。

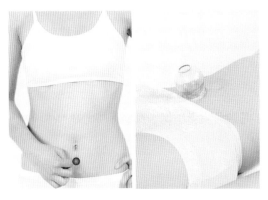

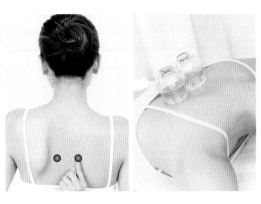

5 气海（火罐留罐）

将火罐扣在气海穴上，留罐10分钟，以局部皮肤泛红、充血为度。

6 心俞（火罐留罐）

将火罐扣在心俞穴上，留罐15分钟，以局部皮肤泛红、充血为度。

随证加穴

中医辨证分型

①湿热下注
经行前后发热，下腹部疼痛拒按，带色黄或臭，小便黄赤，大便不调。

②气滞血瘀
下腹部疼痛拒按，或有低热，腰骶酸痛，痛经，经前乳胀，月经失调，盆腔有包块。

③肾气亏虚
盆腔慢性炎症迁延多年，腰骶酸痛，经行加剧，倦怠乏力，头晕目眩，纳少便溏。

湿热下注——阴陵泉

将气罐吸附在阴陵泉穴上，留罐15分钟，以充血为度。

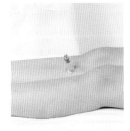

气滞血瘀——太冲

将气罐吸附在太冲穴上，留罐10分钟，以充血为度。

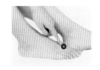

肾气亏虚——太溪

将气罐吸附在太溪穴上，留罐10分钟，以充血为度。

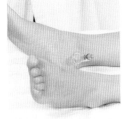

乳腺增生 疼痛，刮痧散结有功

扫二维码
看视频

乳腺增生是女性最常见的乳房疾病，其发病率占乳腺疾病的首位。临床表现为乳房疼痛、乳房肿块及乳房溢液等。乳腺增生初期进行刮痧可通乳散结，无论是气滞痰凝还是气滞血瘀引起的乳腺增生，均可使用刮痧理疗法。

基础刮痧手法

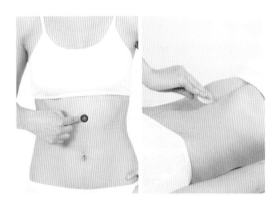

1 中脘（角刮法）

用角刮法刮拭中脘穴30次，力度轻柔，以出痧为度。

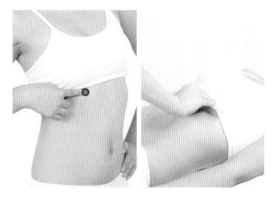

2 乳根（面刮法）

用面刮法刮拭乳根穴30次，力度轻柔，以出痧为度。

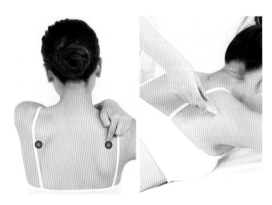

3 天宗（面刮法）

用面刮法刮拭天宗穴1～3分钟，以皮肤发红，皮下紫色痧斑、痧痕形成为度。

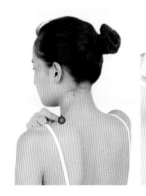
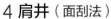

4 肩井（面刮法）

用面刮法刮拭肩井穴1～3分钟，力度适中，以潮红为度。

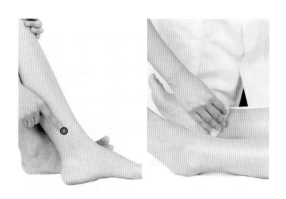

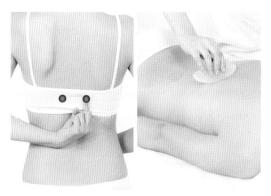

5 肝俞（面刮法）

用面刮法刮拭肝俞穴30次，以皮肤发红，皮下紫色痧斑、痧痕形成为度。

6 三阴交（面刮法）

用面刮法刮拭三阴交穴30次，刮至不再出现新痧为止。

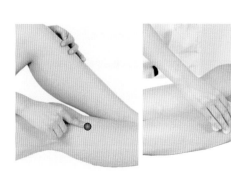

7 阳陵泉（角刮法）

用角刮法刮拭阳陵泉穴1～3分钟，以皮下紫色痧斑、痧痕形成为度。

TIPS

胸胁及乳房胀痛、情志不舒者可适当刺激太冲穴。

随证加穴

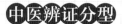

中医辨证分型

①气滞痰凝

乳房胀痛，伴质韧块，触痛，经前加重，胸胁胀满，嗳气频繁，常叹息。

②气滞血瘀

乳房刺痛，疼痛部位固定，肿块质韧，有触痛，肿块和疼痛经期前加重。

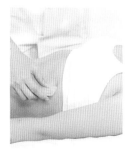

气滞痰凝——期门

用角刮法刮拭期门穴30次，力度适中，以潮红、出痧为度。

气滞血瘀——膈俞

用角刮法刮拭膈俞穴30次，力度稍重，以潮红、出痧为度。

123

产后缺乳 用拔罐，行气通乳效翻番

扫二维码
看视频

产后缺乳是指产后乳汁分泌量少，不能满足婴儿需要的一种症状。乳汁的分泌与乳母的精神状态、情绪和营养状况、睡眠质量都是有关联的。产后缺乳进行拔罐可行气通乳，无论是肝郁气滞还是气血亏虚引起的产后缺乳，均可使用拔罐理疗法。

基础拔罐手法

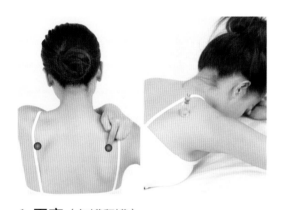

1 天宗（气罐留罐）

将气罐吸附在天宗穴上，留罐10分钟，以局部皮肤潮红为度。

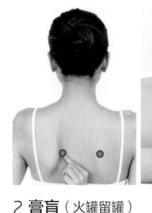

2 膏肓（火罐留罐）

将火罐扣在膏肓穴上，留罐10分钟，以局部皮肤泛红、充血为度。

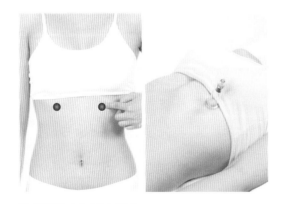

3 期门（气罐留罐）

将气罐吸附在期门穴上，留罐10分钟，以局部皮肤泛红、充血为度。

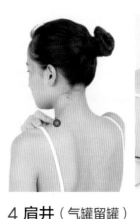

4 肩井（气罐留罐）

将气罐吸附在肩井穴上，留罐10分钟，以局部皮肤泛红、充血为度。

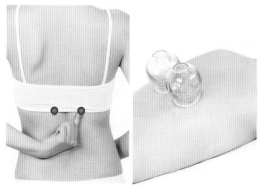

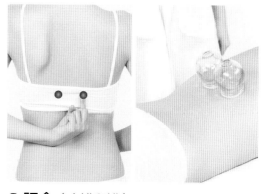

5 脾俞（火罐留罐）

将火罐扣在脾俞穴上，留罐15分钟，以局部皮肤潮红为度。

6 肝俞（火罐留罐）

将火罐扣在肝俞穴上，留罐10分钟，以局部皮肤泛红、充血为度。

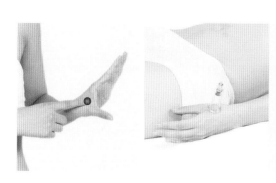

7 合谷（气罐留罐）

将气罐吸附在合谷穴上，留罐10分钟，以局部皮肤潮红为度。

TIPS

乳汁量少、面色苍白、气短、乏力者可适当刺激足三里穴、气海穴。

随证加穴

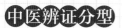

中医辨证分型

①肝郁气滞

产后乳少或全无，乳汁清稀，乳房柔软，面色少华，神疲乏力。

②气血亏虚

产后乳汁甚少或全无，乳汁浓稠，乳房胀硬或疼痛，情志抑郁。

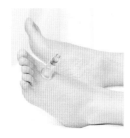

肝郁气滞——太冲

将气罐吸附在太冲穴上，留罐15分钟，以充血为度。

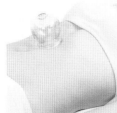

气血亏虚——中脘

将火罐迅速扣在中脘穴上，留罐15分钟，以潮红为度。

产后腹痛 拔罐用，活血化瘀是其功

扫二维码
看视频

产后腹痛属于分娩后的一种正常现象，一般疼痛2~3天后消失，多则一周以内消失。若超过一周连续腹痛，伴有恶露量增多，则预示着盆腔内有炎症。产后腹痛进行拔罐可活血止痛，无论是血瘀还是血虚引起的腹痛，均可使用拔罐理疗法。

基础拔罐手法

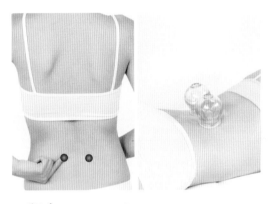

1 肾俞（火罐留罐）

将火罐扣在肾俞穴上，留罐10分钟，以局部皮肤潮红为度。

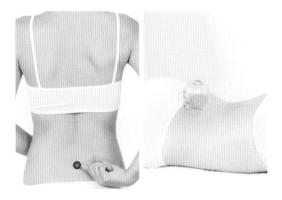

2 腰阳关（火罐留罐）

将火罐扣在腰阳关穴上，留罐10分钟，以局部皮肤泛红、充血为度。

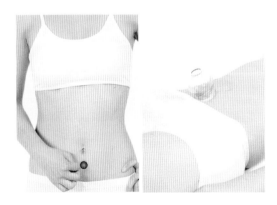

3 气海（火罐留罐）

将火罐扣在气海穴上，留罐10分钟，以局部皮肤泛红、充血为度。

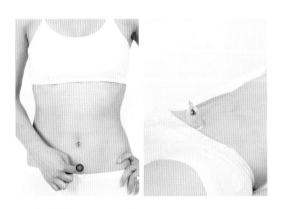

4 关元（气罐留罐）

将气罐吸附在关元穴上，留罐10分钟，以局部皮肤潮红为度。

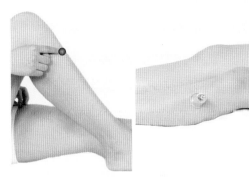

5 足三里（气罐留罐）

将气罐吸附在足三里穴上，留罐10分钟，以局部皮肤泛红、充血为度。

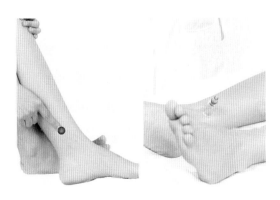

6 三阴交（气罐留罐）

将气罐吸附在三阴交穴上，留罐10分钟，以局部皮肤泛红、充血为度。

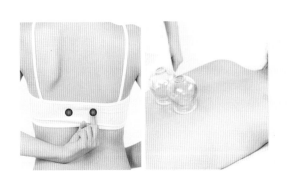

7 肝俞（火罐留罐）

将火罐扣在肝俞穴上，留罐10分钟，以局部皮肤泛红、充血为度。

TIPS

面色苍白、饮食欠佳、体虚乏力者可适当刺激脾俞穴。

随证加穴

▲

中医辨证分型

①血瘀腹痛

产后小腹疼痛或胀痛拒按，得热痛减，恶露色黯，面色青白，四肢不暖。

②血虚腹痛

产后小腹隐痛、喜按，恶露量少、色淡，头晕目花，心悸怔忡，面色萎黄。

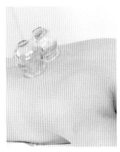

血瘀腹痛——膈俞

将火罐迅速扣在膈俞穴上，留罐15分钟，以充血为度。

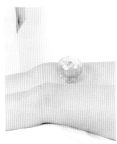

血虚腹痛——血海

将火罐迅速扣在血海穴上，留罐15分钟，以充血为度。

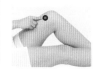

更年期综合征 刮痧，安神宁心功效佳

更年期综合征是指女性从生育期向老年期过渡期间，自主神经功能失调，出现以代谢障碍为主的一系列疾病。表现为月经紊乱、烦躁不安、失眠等。更年期综合征进行刮痧可宁心安神，无论是肝阳上亢还是痰气郁结引起的更年期综合征，均可使用刮痧理疗法。

基础刮痧手法

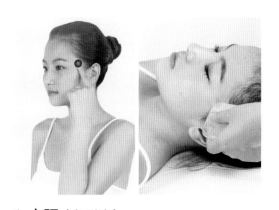

1 太阳（角刮法）

用角刮法刮拭太阳穴3~5分钟，力度由轻至重，可不出痧。

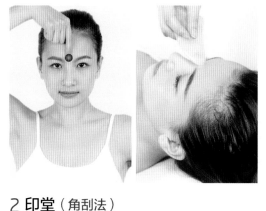

2 印堂（角刮法）

用角刮法刮拭印堂穴1~3分钟，力度适中，以局部皮肤发热为度。

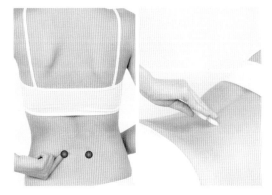

3 肾俞（面刮法）

用面刮法刮拭肾俞穴1~3分钟，力度微重，速度适中，以出痧为度。

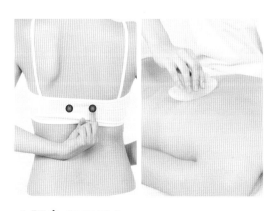

4 肝俞（面刮法）

用面刮法刮拭肝俞穴30次，以皮肤发红、皮下紫色痧斑、痧痕形成为度。

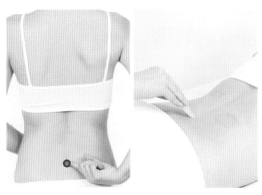

5 腰阳关（角刮法）

用角刮法刮拭腰阳关穴30次，速度适中，可不出痧。

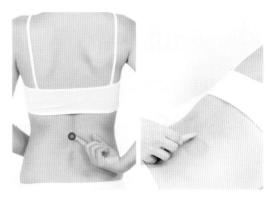

6 命门（角刮法）

用角刮法刮拭命门穴30次，力度适中，以出痧为度。

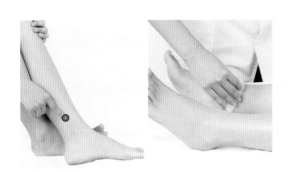

7 三阴交（面刮法）

用面刮法刮拭三阴交穴30次，以皮下紫色痧斑、痧痕形成为度。

TIPS

心烦不宁、失眠多梦者可适当刺激神门穴、内关穴。

随证加穴

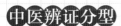

中医辨证分型

①肝阳上亢

头晕目眩，头痛，心烦易怒，烘热汗出，腰膝酸软，月经不调，失眠。

②痰气郁结

形体肥胖，胸闷痰多，脘腹胀满，食少，浮肿，大便不成形。

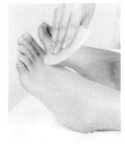

肝阳上亢——太冲

用角刮法刮拭太冲穴3分钟，以出痧为度。

痰气郁结——丰隆

用面刮法刮拭丰隆穴3分钟，以出痧为度。

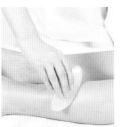

不孕症 日常调理，拔罐益肾功效奇

扫二维码
看视频

　　不孕症是指夫妇同居而未避孕，经过较长时间不怀孕者。临床上分原发性不孕和继发性不孕两种。不孕症进行拔罐可调理生殖，无论是肝气郁滞、痰湿内阻还是肾阳亏虚引起的不孕症，均可使用拔罐理疗法。

基础拔罐手法

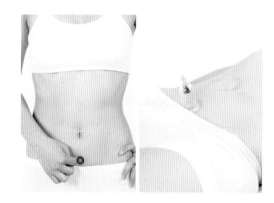

1 关元（气罐留罐）

将气罐吸附在关元穴上，留罐10分钟，以局部皮肤潮红为度。

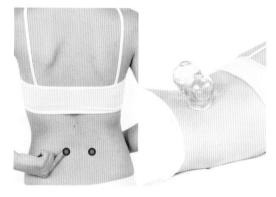

2 肾俞（火罐留罐）

将火罐扣在肾俞穴上，留罐15分钟，以局部皮肤泛红、充血为度。

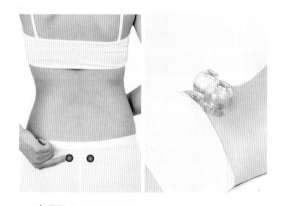

3 次髎（火罐留罐）

将火罐扣在次髎穴上，留罐10分钟，以局部皮肤泛红、充血为度。

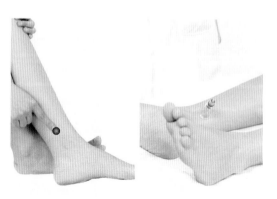

4 三阴交（气罐留罐）

将气罐吸附在三阴交穴上，留罐15分钟，以局部皮肤泛红、充血为度。

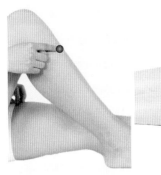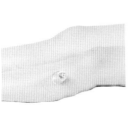

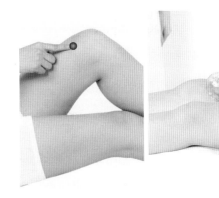

5 足三里（气罐留罐）

将气罐吸附在足三里穴上，留罐15分钟，以局部皮肤潮红为度。

6 血海（火罐留罐）

将火罐扣在血海穴上，留罐10分钟，以局部皮肤泛红、充血为度。

随证加穴

中医辨证分型

①肝气郁滞

婚后不孕，月经先后无定期，经量或多或少，色暗红有块，情志不畅，经前乳胀胁痛。

②痰湿内阻

婚后不孕，月经后期，量少色淡，带多黏腻，形体肥胖，胸闷口腻。

③肾阳亏虚

婚后不孕，经行量少色淡，头晕耳鸣，腰酸形寒，小腹冷感，带少清稀，性欲淡漠，大便或溏。

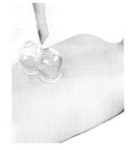

肝气郁滞——肝俞

将火罐迅速扣在肝俞穴上，留罐10分钟，以充血为度。

痰湿内阻——丰隆

将气罐吸附在丰隆穴上，留罐15分钟，以充血为度。

肾阳亏虚——命门

将火罐迅速扣在命门穴上，留罐15分钟，以充血为度。

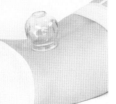

胎位不正 艾灸用，矫正胎位有奇功

扫二维码
看视频

胎位不正是指怀孕30周后，胎儿在子宫体内的位置没有处于正常的体位，在分娩的时候可致产程延长、宫缩乏力、胎儿窘迫等。胎位不正初期进行艾灸可矫正胎位，是防治胎位不正孕妇难产的首选理疗法。

基础艾灸手法

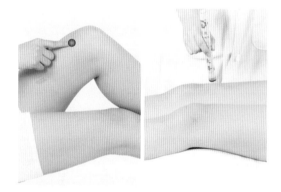

1 血海（温和灸法）

用艾条温和灸法灸治血海穴10分钟，以患者感觉舒适、皮肤潮红为度。

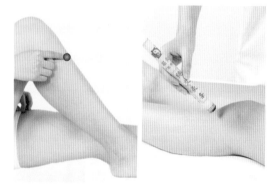

2 足三里（温和灸法）

用艾条温和灸法灸治足三里穴10分钟，以皮肤温热而无灼痛感为度。

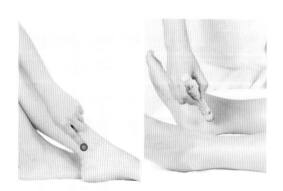

3 太溪（悬灸法）

用艾条悬灸法灸治太溪穴10～15分钟，以皮肤有红晕、热感上行为宜。

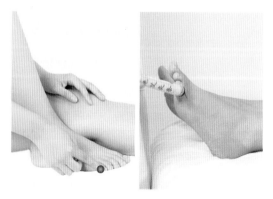

4 至阴（温和灸法）

用艾条温和灸法灸治至阴穴5～20分钟，以皮肤有红晕、热感上行为宜。

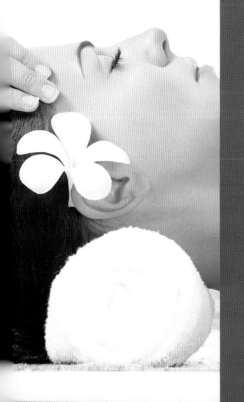

PART 5

延年益寿，
调理中老年多发病

身体健康是中老年人安度晚年的前提，防治中老
年病，提高中老年人的生活质量和健康指数，不
但是中老年人自身的责任，更是每一个年轻人，
每一个为人子女者应尽的孝道、义务。学习经穴
理疗法，让我们一起为中老年人的健康，投入更
多的关注和关爱。

高血压 宁神醒脑，疗效刮痧找

扫二维码
看视频

高血压是以动脉血压升高为主要临床表现的慢性全身性血管性疾病，血压高于140/90毫米汞柱即可诊断为高血压。高血压初期进行刮痧可清热宁神、醒脑开窍，无论是肝阳上亢、痰湿内阻还是瘀血阻滞引起的高血压，均可使用刮痧理疗法。

基础刮痧手法

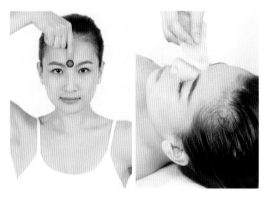
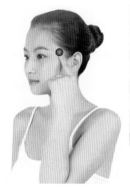

1 印堂（角刮法）

用角刮法刮拭印堂穴1～3分钟，力度适中，可不出痧。

2 太阳（角刮法）

用角刮法刮拭太阳穴1～3分钟，力度适中，可不出痧。

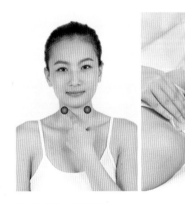
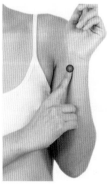
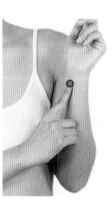
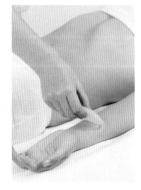

3 人迎（面刮法）

用面刮法刮拭人迎穴1～3分钟，力度微轻，以潮红、出痧为度。

4 内关（面刮法）

用面刮法刮拭内关穴30次，力度适中，以出痧为度。

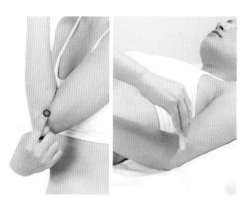
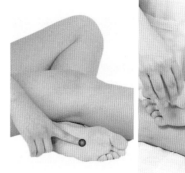
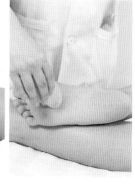

5 曲池（角刮法）

用角刮法刮拭曲池穴30次，力度微重，以出痧为度。

6 涌泉（角刮法）

用角刮法刮拭涌泉穴30次，力度适中，可不出痧。

随证加穴

中医辨证分型

①肝阳上亢
眩晕，头痛，面红目赤，急躁易怒，口干口苦，失眠，项强，四肢麻木，情绪波动时诱发或加重。

②痰湿内阻
头晕目眩，视物旋转，头重如蒙，恶心呕吐，食欲下降，倦怠乏力，脘腹胀满。

③瘀血阻滞
头痛，眩晕，有时头痛如针刺状，或伴胸胁疼痛，烦躁易怒，兼有健忘、失眠、心悸。

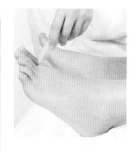

肝阳上亢——行间

用角刮法刮拭行间穴3分钟，以出痧为度。

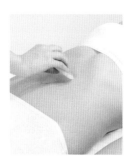

痰湿内阻——中脘

用面刮法刮拭中脘穴3分钟，以出痧为度。

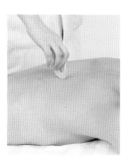

瘀血阻滞——膈俞

用角刮法刮拭膈俞穴30次，力度适中，可不出痧。

高血脂危害大，刮痧日渐除掉它

扫二维码
看视频

血脂主要是指血清中的胆固醇和甘油三酯。无论是胆固醇含量增高，还是甘油三酯的含量增高，或是两者皆增高，统称为高脂血症。高血脂初期进行刮痧可降脂减重，无论是痰浊郁阻、肝气郁滞还是胃热腑实引起的高血脂，均可使用刮痧理疗法。

基础刮痧手法

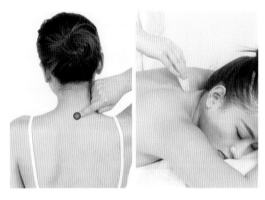

1 大椎（角刮法）

用角刮法刮拭大椎穴50次，力度轻柔，可不出痧。

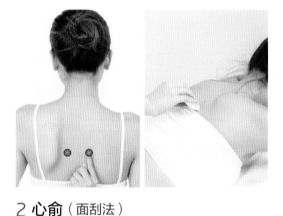

2 心俞（面刮法）

用面刮法刮拭心俞穴50次，力度适中，以出痧为度。

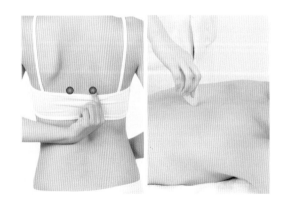

3 膈俞（角刮法）

用角刮法刮拭膈俞穴50次，力度适中，以出痧为度。

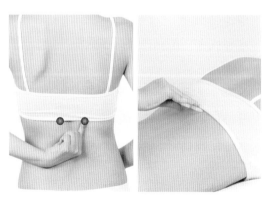

4 脾俞（面刮法）

用面刮法刮拭脾俞穴50次，力度适中，以出痧为度。

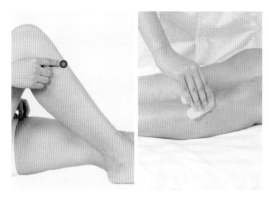
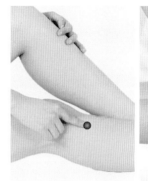
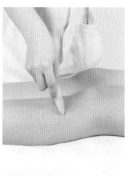

5 足三里（角刮法）

用角刮法刮拭足三里穴30次，力度适中，以出痧为度。

6 阳陵泉（角刮法）

用角刮法刮拭阳陵泉穴1~3分钟，以皮肤发红，皮下紫色痧斑、痧痕形成为度。

随证加穴

中医辨证分型

①痰浊郁阻

形体肥胖，身重乏力，嗜食肥甘厚味，头晕头重，胸闷腹胀，食少恶心，咳嗽有痰。

②肝气郁滞

胸闷，胸痛，两胁胀痛，喜叹息，头晕，头痛，手颤肢麻。

③胃热腑实

形体肥硕，烦热，口渴，口臭，消谷善饥，便秘，小便短赤，齿龈肿痛。

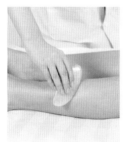

痰浊郁阻——丰隆

用面刮法刮拭丰隆穴30次，力度稍重，可不出痧。

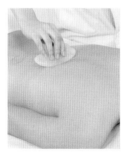

肝气郁滞——肝俞

用面刮法刮拭肝俞穴50次，力度适中，以出痧为度。

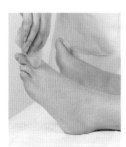

胃热腑实——内庭

用角刮法刮拭内庭穴50次，力度适中，可不出痧。

糖尿病 三多一少，滋阴降糖按摩好

扫二维码
看视频

　　糖尿病是由于血中胰岛素相对不足，导致血糖过高出现糖尿，进而引起脂肪和蛋白质代谢紊乱的常见内分泌代谢性疾病。糖尿病初期进行刮痧可滋阴降糖，无论是燥热伤肺、胃燥津伤还是肾阴亏虚引起的糖尿病，均可使用按摩理疗法。

基础按摩手法

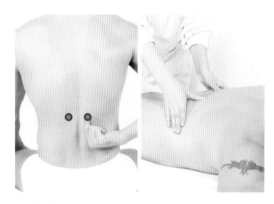

1 脾俞（点揉法）

将拇指指腹置于脾俞穴上，点揉3分钟，以局部有酸胀感为度。

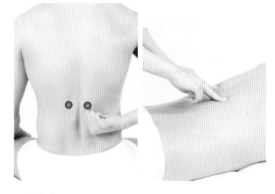

2 胃俞（点按法）

用食指、中指指腹点按胃俞穴2~3分钟，以局部有酸胀感为度。

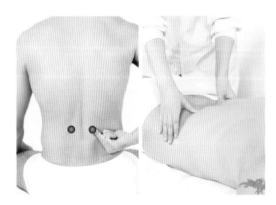

3 三焦俞（压揉法）

将拇指指腹置于三焦俞穴上，压揉3分钟，以局部有酸胀感为度。

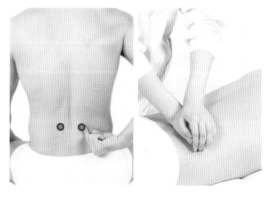

4 肾俞（揉按法）

将双手重叠置于肾俞穴上，用手掌根部揉按1~3分钟，以局部有热感为度。

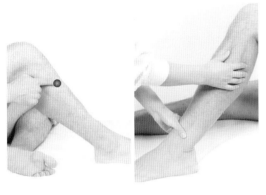

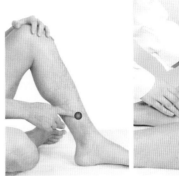

5 足三里（按揉法）

用拇指指腹按揉足三里穴50次，以局部有酸胀感为度。

6 三阴交（点揉法）

用拇指指端点揉三阴交穴2分钟，以局部有酸胀感为度。

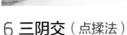

随证加穴

中医辨证分型

①燥热伤肺

烦渴多饮，口干咽燥，多食易饥，身热，痰少而黏，小便量多，大便干结。

②胃燥津伤

消谷善饥，大便秘结，口干欲饮，形体消瘦。

③肾阴亏虚

尿频量多，小便浑浊，头晕目眩，耳鸣，视物模糊，口干舌燥，失眠心烦。

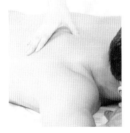

燥热伤肺（上消）——肺俞

用拇指指端点按肺俞穴3分钟，以局部有酸胀感为度。

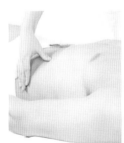

胃燥津伤（中消）——章门

用拇指指腹按揉章门穴3分钟，以局部有酸胀感为度。

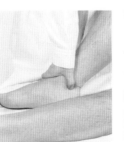

肾阴亏虚（下消）——太溪

用拇指指尖掐按太溪穴3分钟，以局部有酸胀感为度。

冠心病 养心安神，穴位按摩疗效正

扫二维码
看视频

　　冠心病是由冠状动脉发生粥样硬化导致心肌缺血的疾病，是中老年人心血管疾病中最常见的一种。冠心病初期进行按摩可养心安神、通络止痛，无论是心血瘀阻、寒凝心脉还是心肾阳虚引起的冠心病，均可使用按摩理疗法。

基础按摩手法

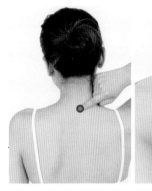
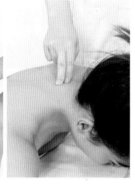

1 大椎（按揉法）

将食指、中指并拢，用指腹按揉大椎穴1～2分钟，以局部有酸胀感为度。

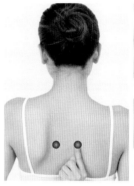
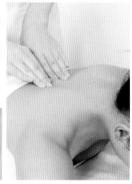

2 心俞（点揉法）

将食指、中指、无名指并拢，用指腹点揉心俞穴3分钟，以局部有酸胀感为度。

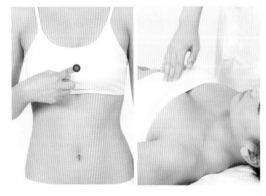
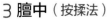

3 膻中（按揉法）

将食指、中指、无名指并拢，用指腹按揉膻中穴1～2分钟，以局部有酸胀感为度。

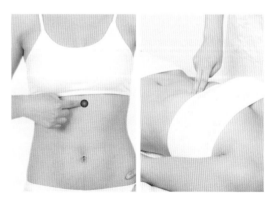

4 巨阙（点揉法）

用食指、中指指腹点揉巨阙穴3分钟，以局部有酸胀感为度。

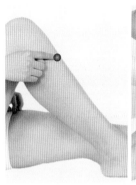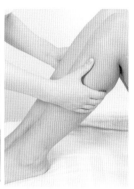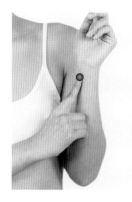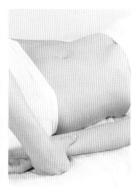

5 足三里（按揉法）

用拇指指腹按揉足三里穴5分钟，以局部有酸胀感为度。

6 内关（点揉法）

将拇指指腹置于内关穴上，其余四指半握附于手臂，点揉3~5分钟。

随证加穴

中医辨证分型

①心血瘀阻

心胸疼痛，如刺如绞，痛处固定，入夜痛甚，甚则心痛彻背，或痛引肩背，伴有胸闷。

②寒凝心脉

突发心痛如绞，心痛彻背，喘不得卧，多因气候骤冷或骤感风寒而发病或加重，伴肢体寒冷，或四肢不温。

③心肾阳虚

心悸而痛，胸闷气短，动则更甚，自汗，面色苍白，神倦怕冷，四肢欠温或肿胀。

心血瘀阻——膈俞

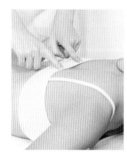

用食指指腹按揉膈俞穴2分钟，以局部有酸胀感为度。

寒凝心脉——气海

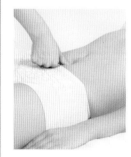

用拇指指腹揉按气海穴1分钟，以局部有酸胀感为度。

心肾阳虚——命门

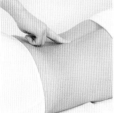

将食指、中指并拢，用指腹按压命门穴2分钟。

中风后遗症 按摩，舒筋活络真不错

扫二维码
看视频

中风是以突然口眼㖞斜，言语含糊不利，肢体出现运动障碍，半身不遂，不省人事为特征的一类疾病。中风后遗症进行按摩可补益肝肾、舒筋活络，无论是痰瘀阻络、气虚血瘀还是肝肾亏虚引起的中风后遗症，均可使用按摩理疗法。

基础按摩手法

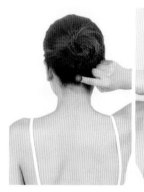
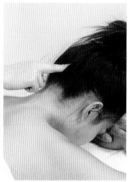

1 风府（按揉法）

用食指、中指指腹按揉风府穴3分钟，以局部有酸胀感为度。

2 风池（掐揉法）

将拇指指腹放于风池穴上，其余四指附于面部，掐揉1~2分钟。

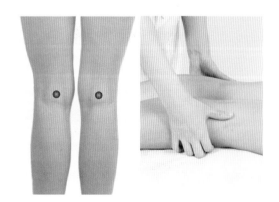
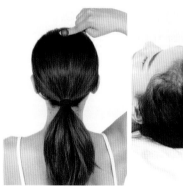

3 委中（按揉法）

用拇指指腹由轻渐重按揉委中穴30次，以局部有酸胀感为度。

4 百会（按揉法）

用拇指指腹按揉百会穴1~2分钟，以局部皮肤发热为度。

142

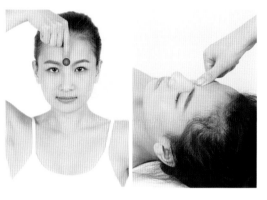

5 印堂（按揉法）

用拇指指腹按揉印堂穴50次，力度适中，以局部皮肤发热为度。

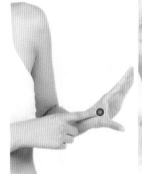
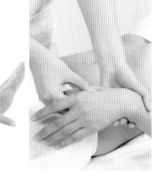

6 合谷（掐揉法）

用拇指指端掐揉合谷穴30次，力度适中，以局部有酸胀感为度。

随证加穴

中医辨证分型

①痰瘀阻络

口舌㖞斜，言语不利，咳嗽痰多，不易咳出，半身不遂，肢体麻木。

②气虚血瘀

一侧肢体瘫痪，肢软无力，麻木不仁，面色萎黄，心悸气短，饮食欠佳。

③肝肾亏虚

半身不遂，患肢僵硬拘挛变形，屈伸不利，舌强不语，肌肉萎缩。

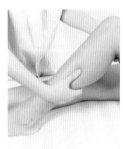

痰瘀阻络——丰隆

用拇指指腹按揉丰隆穴3分钟，以局部有酸胀感为度。

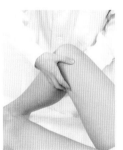

气虚血瘀——血海

用拇指指腹按揉血海穴3分钟，以局部有酸胀感为度。

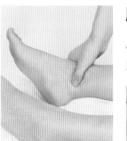

肝肾亏虚——太溪

用拇指指腹按揉太溪穴3分钟，以局部有酸胀感为度。

脂肪肝 胸胁胀满，拔罐帮您除烦

扫二维码
看视频

　　脂肪肝是指由于各种原因引起的肝细胞内脂肪堆积过多的病变。脂肪性肝病正严重地威胁着国人的健康，成为仅次于病毒性肝炎的第二大肝病。脂肪肝初期进行拔罐可降脂利肝，无论是肝气郁滞、脾虚湿盛还是肝肾亏虚引起的脂肪肝，均可使用拔罐理疗法。

基础拔罐手法

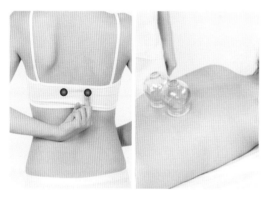

1 肝俞（火罐留罐）

将火罐扣在肝俞穴上，留罐10～15分钟，以局部皮肤泛红、充血为度。

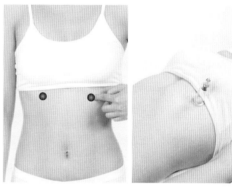

2 期门（气罐留罐）

将气罐吸附在期门穴上，留罐15分钟，以局部皮肤泛红、充血为度。

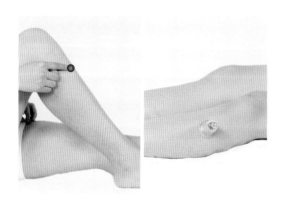

3 足三里（气罐留罐）

将气罐吸附在足三里穴上，留罐15分钟，以局部皮肤潮红为度。

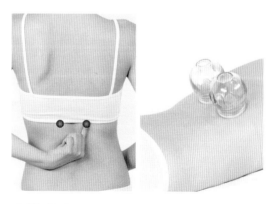

4 脾俞（火罐留罐）

将火罐扣在脾俞穴上，留罐10～15分钟，以局部皮肤泛红、充血为度。

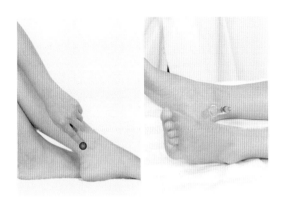
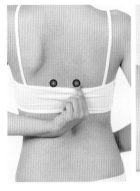
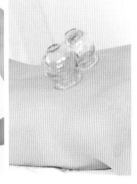

5 太溪（气罐留罐）

将气罐吸附在太溪穴上，留罐15分钟，以局部皮肤泛红、充血为度。

6 膈俞（火罐留罐）

将火罐扣在膈俞穴上，留罐15分钟，以局部皮肤泛红、充血为宜。

随证加穴

中医辨证分型

①肝气郁滞

时有胸闷，胁肋胀满疼痛，喜叹息，情志抑郁，腹胀，大便不畅。

②脾虚湿盛

形体肥胖，胸闷，饮食欠佳，胸胁隐痛，嗜睡乏力，口淡滑腻，肢体浮肿。

③肝肾亏虚

胁肋隐痛，痛则绵绵不休，口干舌燥，心中烦热，失眠多梦，耳鸣，盗汗。

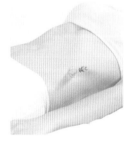

肝气郁滞——章门

将气罐吸附在章门穴上，留罐15分钟，以充血为度。

脾虚湿盛——阴陵泉

将气罐吸附在阴陵泉穴上，留罐15分钟，以充血为度。

肝肾亏虚——三阴交

将气罐吸附在三阴交穴上，留罐10分钟，以潮红为度。

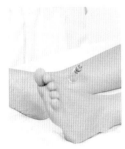

肩周炎 活动不便，消肿止痛刮痧好

扫二维码
看视频

　　肩周炎是肩部关节囊和关节周围软组织的一种退行性、炎症性慢性疾患。主要临床表现为患肢肩关节疼痛，昼轻夜重，活动受限等。肩周炎初期进行刮痧可消肿止痛，无论是气滞血瘀还是风寒入络引起的肩周炎，均可使用刮痧理疗法。

基础刮痧手法

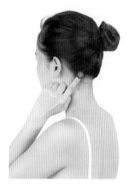
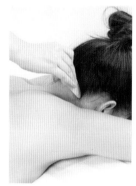

1 风池（角刮法）

用角刮法刮拭风池穴30次，力度稍重，以出痧为度。

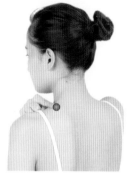
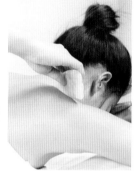

2 肩井（面刮法）

用面刮法刮拭肩井穴30次，力度稍重，以出痧为度。

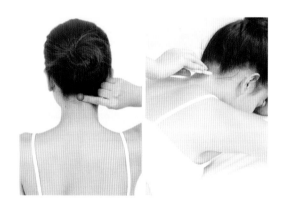

3 哑门（面刮法）

用面刮法刮拭哑门穴50次，力度轻柔，以皮肤潮红为度。

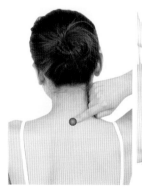
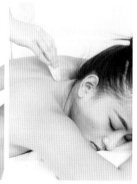

4 大椎（角刮法）

用角刮法刮拭大椎穴50次，力度适中，以出痧为度。

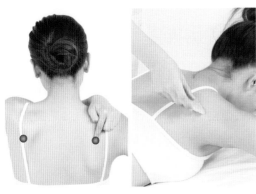

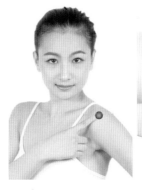
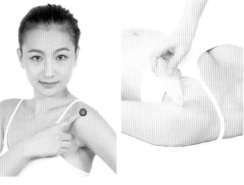

5 天宗（面刮法）

用面刮法刮拭天宗穴1～3分钟，以皮肤发红，皮下紫色痧斑、痧痕形成为度。

6 肩髎（角刮法）

用角刮法刮拭肩髎穴3分钟，力度由轻到重，以皮肤表面出现潮红痧点为度。

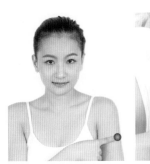
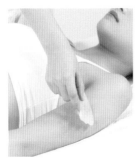

7 臂臑（面刮法）

用面刮法刮拭臂臑穴30次，力度适中，以出痧为度。

TIPS

肩周炎日久上肢活动不利者可适当刺激手三里穴。

随证加穴

中医辨证分型

①气滞血瘀

肩部疼痛剧烈，如针刺或刀割样跳痛，痛处不移，拒按，夜晚痛甚。

②风寒入络

肩部拘急疼痛，痛牵肩胛、背部、上臂及颈项，痛点固定不移并向周围放射。

气滞血瘀——膈俞

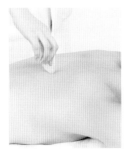

用角刮法刮拭膈俞穴30次，力度适中，以出痧为度。

风寒入络——风府

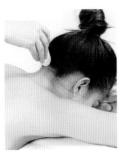

用角刮法刮拭风府穴30次，力度适中，以潮红为度。

腰椎间盘突出不烦，强健腰膝用拔罐

扫二维码
看视频

　　腰椎间盘突出是指由于腰椎间盘退行性改变后弹性下降而膨出，椎间盘纤维环破裂，髓核突出，压迫神经根、脊髓而引起的以腰腿痛为主的常见病。腰椎间盘突出初期进行拔罐可强健腰膝，无论是寒湿还是瘀血引起的腰椎间盘突出，均可使用拔罐理疗法。

基础拔罐手法

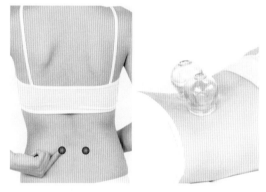

1 肾俞（火罐留罐）

将火罐扣在肾俞穴上，留罐10分钟，以局部皮肤潮红为度。

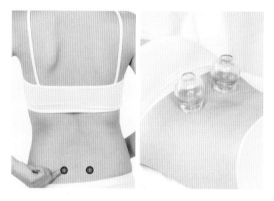

2 大肠俞（火罐留罐）

将火罐扣在大肠俞穴上，留罐10分钟，以局部皮肤泛红、充血为度。

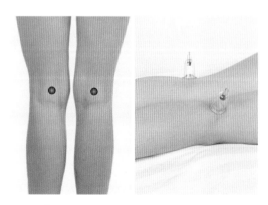

3 委中（气罐留罐）

将气罐吸附在委中穴上，留罐10分钟，以局部皮肤潮红为度。

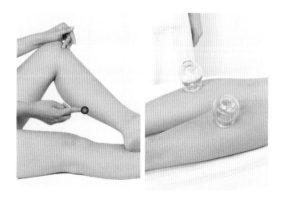

4 承山（火罐留罐）

将火罐扣在承山穴上，留罐10分钟，以局部皮肤泛红、充血为度。

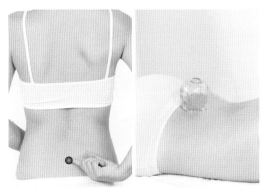

5 腰阳关（火罐留罐）

将火罐扣在腰阳关穴上，留罐10分钟，以局部皮肤泛红、充血为度。

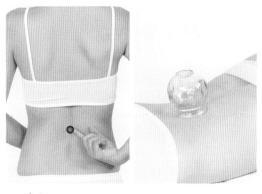

6 命门（火罐留罐）

将火罐扣在命门穴上，留罐15分钟，以局部皮肤泛红、充血为度。

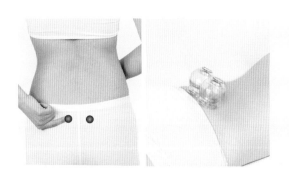

7 次髎（火罐留罐）

将火罐扣在次髎穴上，留罐10分钟，以局部皮肤泛红、充血为度。

TIPS

腰痛放射至腹部、小便不利者可适当刺激关元穴、中极穴。

随证加穴

中医辨证分型

①寒湿侵袭

腰部冷痛、酸胀，或僵硬、不可俯仰，有明显的腰部受寒史。

②瘀血阻络

腰部刺痛，痛有定处，腰部有明显损伤或旧伤。

寒湿侵袭——大椎

将火罐迅速扣在大椎穴上，留罐15分钟，以充血为度。

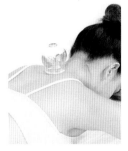

瘀血阻络——膈俞

将火罐迅速扣在膈俞穴上，留罐10分钟，以充血为度。

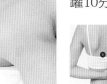

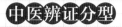

骨质疏松 腰腿痛，强健骨骼按摩功

扫二维码
看视频

骨质疏松是一种以低骨量和骨组织微结构破坏为特征，导致骨质脆性增加和易于骨折的全身性骨代谢性疾病。本病常见于老年人，但各年龄时期均可发病。骨质疏松初期进行按摩可强健骨骼，是缓解骨质疏松患者四肢疼痛，易骨折的首选理疗法。

基础按摩手法

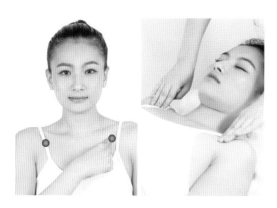

1 云门（揉按法）

将食指、中指、无名指指腹置于云门穴上揉按2分钟，以局部有酸胀感为度。

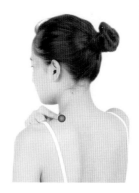

2 肩井（捏揉法）

将拇指、食指、中指指腹置于肩井穴上捏揉3分钟，以局部有酸胀感为度。

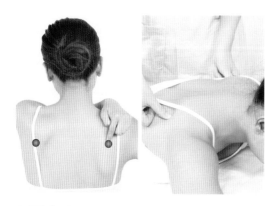

3 天宗（揉按法）

将拇指指腹置于天宗穴上，其余四指握拳，用力揉按3分钟。

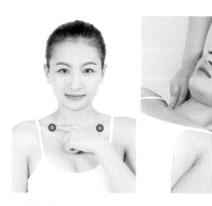

4 缺盆（按压法）

用食指、中指指腹按压缺盆穴1分钟，力度稍重，以局部有酸胀感为度。

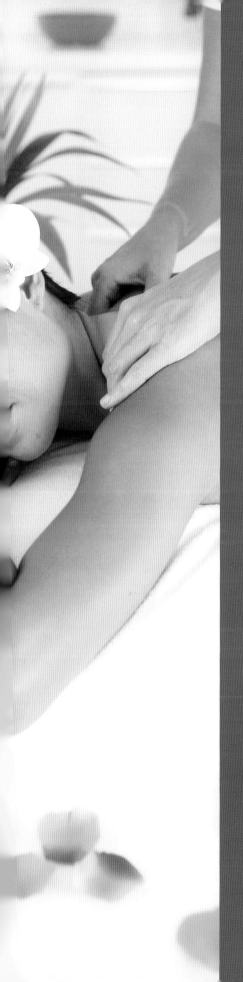

PART 6

舒筋活络，
缓解骨伤科病痛

人体的骨科系统就像一架机器，有些配件是越用越好，有的则会越用越差。生活中我们经常会面临腰酸背痛腿抽筋的状况，如何能够有效缓解和治疗骨伤科病症已经成为了当下很多人最关心的问题。学习经穴理疗法，舒筋活络，做自己和家人的小医生。

颈椎病 好解决，试试艾灸特效穴

扫二维码
看视频

颈椎病多因颈椎骨、椎间盘及其周围纤维结构损坏，致使颈椎间隙变窄，关节囊松弛，内平衡失调所致。颈椎病初期进行艾灸可活血通络，无论是寒湿阻络还是气血两虚引起的颈椎病，均可使用艾灸理疗法。

基础艾灸手法

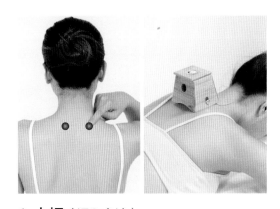

1 大杼（温和灸法）

点燃艾灸盒灸治大杼穴10～15分钟，以患者感觉舒适、皮肤潮红为度。

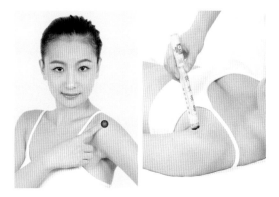

2 肩髃（温和灸法）

用艾条温和灸法灸治肩髃穴10～15分钟，以患者感觉舒适、皮肤潮红为度。

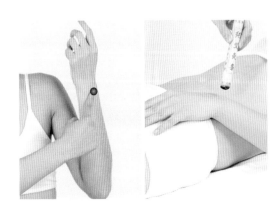

3 阳池（温和灸法）

用艾条温和灸法灸治阳池穴10～15分钟，以患者感觉舒适、皮肤潮红为度。

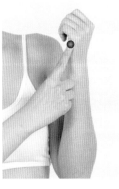

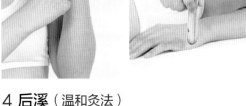

4 后溪（温和灸法）

用艾条温和灸法灸治后溪穴10～15分钟，以皮肤温热而无灼痛感为度。

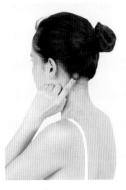 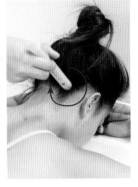

5 风池（回旋灸法）

用艾条回旋灸法灸治风池穴10~15分钟，以患者感觉舒适、皮肤潮红为度。

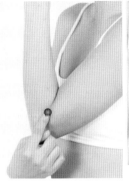 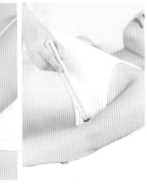

6 曲池（悬灸法）

用艾条悬灸法灸治曲池穴10~15分钟，以皮肤温热潮红为度。

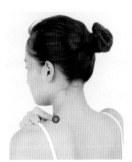 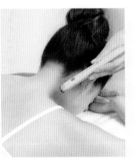

7 肩井（温和灸法）

用艾条温和灸法灸治肩井穴10分钟，以患者感觉舒适、皮肤潮红为度。

TIPS

颈椎病伴头晕、头痛、视物模糊的患者可适当刺激太阳穴、印堂穴。

随证加穴

中医辨证分型

①寒湿阻络

头痛或后枕部疼痛，颈僵，转侧不利，一侧或两侧肩臂及手指酸胀痛麻，肌肤冷湿，畏寒喜热。

②气血两虚

头晕，视物模糊，身软乏力，纳差，颈部酸痛。

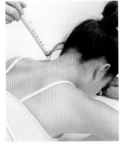 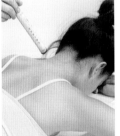

寒湿阻络——大椎

点燃艾条，用艾条悬灸法灸治大椎穴15分钟。

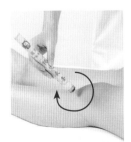

气血两虚——足三里

点燃艾条，用艾条回旋灸法灸治足三里穴15分钟。

落枕 自己能治好，疗效刮痧找

扫二维码
看视频

落枕多因睡卧时体位不当，造成颈部肌肉损伤，或颈部感受风寒，或外伤，致使经络不通、气血凝滞、筋脉拘急而成。落枕初期进行刮痧可舒筋活络，无论是风寒袭络还是气滞血瘀引起的落枕，均可使用刮痧理疗法。

基础刮痧手法

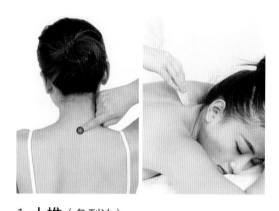

1 大椎（角刮法）

用角刮法刮拭大椎穴50次，力度轻柔，可不出痧。

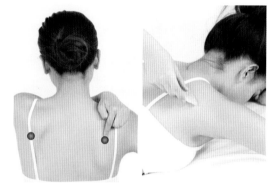

2 天宗（面刮法）

用面刮法刮拭天宗穴1～3分钟，以至皮肤发红，皮下紫色痧斑、痧痕形成为度。

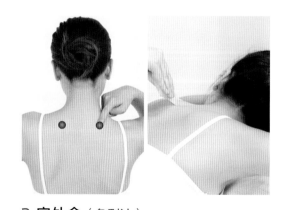

3 肩外俞（角刮法）

用角刮法刮拭肩外俞穴50次，力度轻柔，以潮红、发热为度，可不出痧。

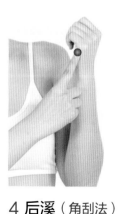

4 后溪（角刮法）

用角刮法刮拭后溪穴50次，力度轻柔，以潮红、发热为度，可不出痧。

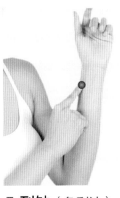 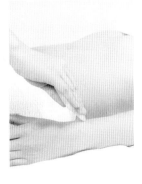 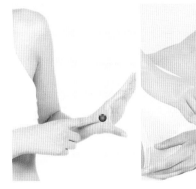

5 列缺（角刮法）

用角刮法刮拭列缺穴30次，力度适中，以出痧为度。

6 合谷（角刮法）

用角刮法刮拭合谷穴30次，力度适中，可不出痧。

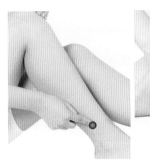 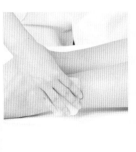

7 悬钟（面刮法）

用面刮法刮拭悬钟穴1～3分钟，力度由轻到重，以出痧为度。

TIPS
颈部疼痛牵连肩臂的患者可适当刺激手三里穴、肩髎穴。

随证加穴

中医辨证分型

①风寒袭络
颈项疼痛、重着，或伴恶寒发热、头痛。

②气滞血瘀
颈项部刺痛，固定不移，且有明显的夜卧姿势不当或颈项外伤史。

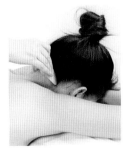

风寒袭络——风池

用角刮法刮拭风池穴30次，以出痧为度。

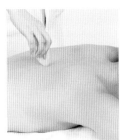

气滞血瘀——膈俞

用角刮法刮拭膈俞穴30次，以出痧为度。

膝关节炎 活筋骨，理疗按摩应为主

扫二维码
看视频

膝关节炎是最常见的关节炎，是软骨退行性病变和关节边缘骨赘的慢性进行性退化性疾病，以软骨磨损为其主要因素。膝关节炎初期进行按摩可活血止痛，是缓解膝关节炎患者膝部疼痛、屈伸不利的首选理疗法。

基础按摩手法

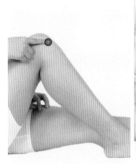
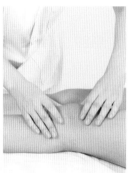

1 犊鼻（捏揉法）
将拇指和食指、中指相对，用指腹捏揉犊鼻穴5分钟，以局部有酸胀感为度。

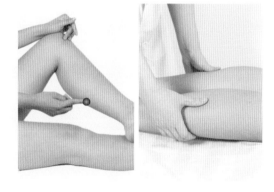

2 承山（压揉法）
将拇指指腹置于承山穴上，其余四指附于小腿外侧，用力压揉3分钟。

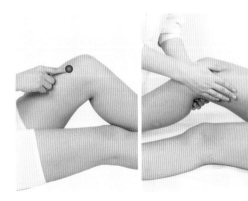
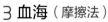

3 血海（摩擦法）
搓热手心后，覆盖在血海穴上轻摩30次，以局部皮肤透热为度。

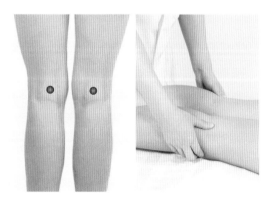

4 委中（按揉法）
将拇指指腹置于委中穴上，其余四指附于膝部外侧，由轻渐重按揉100次。

小腿抽筋 特难受，平时艾灸效可奏

小腿抽筋又称肌肉痉挛，是肌肉自发性的强直性收缩现象。小腿肌肉痉挛最为常见，是由于腓肠肌痉挛所引起，发作时会有酸胀或剧烈的疼痛。小腿抽筋初期进行艾灸可散寒止痛，是小腿抽筋患者下肢冷痛的首选理疗法。

基础艾灸手法

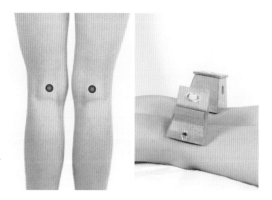

1 委中（温和灸法）

点燃艾灸盒灸治委中穴10～15分钟，以出现循经感传、气至病所为佳。

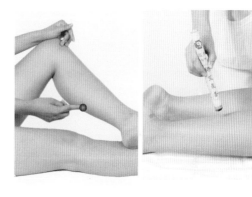

2 承山（温和灸法）

用艾条温和灸法灸治承山穴10～15分钟，以皮肤温热而无灼痛感为度。

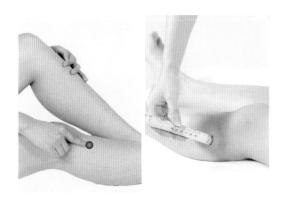

3 阳陵泉（温和灸法）

用艾条温和灸法灸治阳陵泉穴15分钟，以出现循经感传、气至病所为佳。

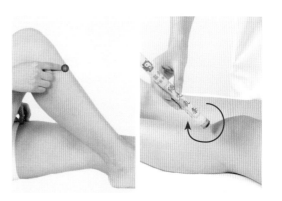

4 足三里（回旋灸法）

用艾条回旋灸法灸治足三里穴15分钟，以皮肤温热而无灼痛感为度。

脚踝疼痛怎么弄，按摩重中之重

扫二维码
看视频

　　脚踝疼痛是因运动不适当，运动量超出了脚踝的承受力，造成脚踝软组织损伤，从而出现了局部疼痛的症状，严重者可造成脚踝滑膜炎、创伤性关节炎等疾病。脚踝疼痛初期进行按摩可通络止痛，是缓解脚踝疼痛患者行走不利的首选理疗法。

基础按摩手法

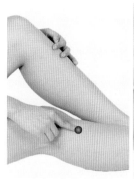
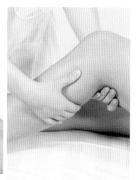

1 阳陵泉（揉按法）

将拇指指腹置于阳陵泉穴上，由轻渐重揉按3～5分钟，以局部有酸胀感为度。

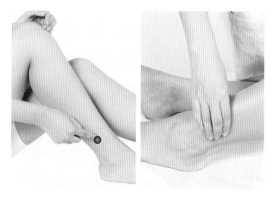

2 悬钟（揉按法）

将食指、中指、无名指并拢，用指腹揉按悬钟穴3～5分钟，以局部有酸胀感为度。

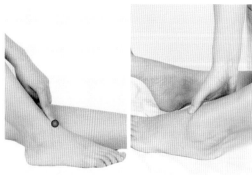
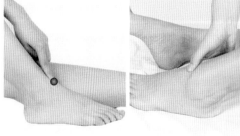

3 解溪（压揉法）

用拇指指腹压揉解溪穴60～100次，以局部有酸胀感为度。

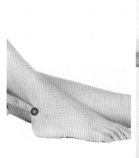
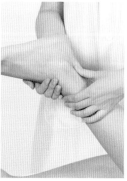

4 昆仑（揉按法）

用拇指指腹揉按昆仑穴5分钟，以局部有酸胀感为度。

腰酸背痛 感疲劳，穴位拔罐功效妙

扫二维码
看视频

腰酸背痛是指脊柱骨和关节及其周围软组织等病损的一种症状，常用以形容劳累过度。中医认为本病因感受寒湿、湿热、气滞血瘀、肾亏休虚或跌仆外伤所致。腰酸背痛初期进行拔罐可缓解疲劳，是缓解腰酸背痛患者腰脊受累僵硬的首选理疗法。

基础拔罐手法

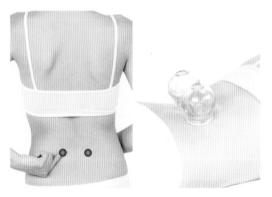

1 肾俞（火罐留罐）

将火罐扣在肾俞穴上，留罐10分钟，以局部皮肤潮红为度。

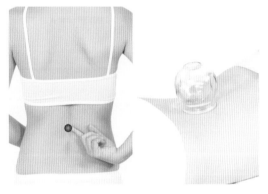

2 命门（火罐留罐）

将火罐扣在命门穴上，留罐15分钟，以局部皮肤泛红、充血为度。

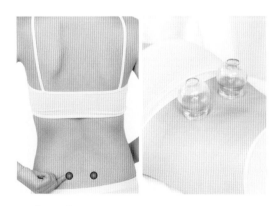

3 大肠俞（火罐留罐）

将火罐扣在大肠俞穴上，留罐10分钟，以局部皮肤泛红、充血为度。

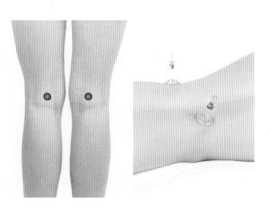

4 委中（气罐留罐）

将气罐吸附在委中穴上，留罐10分钟，以局部皮肤潮红为度。

急性腰扭伤 按摩，理血止痛筋络活

扫二维码
看视频

急性腰扭伤是由于腰部的肌肉、筋膜、韧带等部分软组织突然受到外力的作用过度牵拉所引起的急性损伤。急性腰扭伤初期进行按摩可活血止痛，是缓解急性腰扭伤患者腰部疼痛、转侧不利的首选理疗法。

基础按摩手法

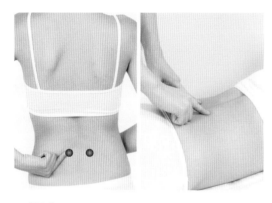

1 肾俞（按揉法）

用食指指腹按揉肾俞穴5分钟，以局部有酸胀感为度。

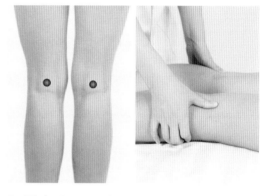

2 委中（按揉法）

将拇指指腹置于委中穴上，其余四指附于膝部外侧，由轻渐重按揉60~100次。

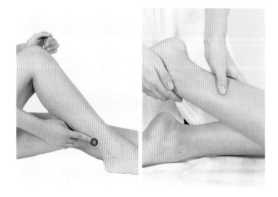

3 跗阳（按揉法）

将拇指指腹置于跗阳穴上，按揉3分钟，以局部有酸胀感为度。

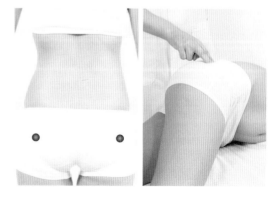

4 环跳（按揉法）

将食指、中指紧并置于环跳穴上，用力揉按3分钟，以局部有酸胀感为度。

腰肌劳损 用刮痧，强腰利膝功效佳

扫二维码
看视频

腰肌劳损是腰痛的常见病因之一，主要症状是腰或腰骶部胀痛、酸痛，反复发作，疼痛可随气候变化或劳累程度而变化，如日间劳累加重，休息后可减轻，时轻时重。腰肌劳损初期进行刮痧可强腰利膝，是缓解腰肌劳损患者行走不利、脊背强痛的首选理疗法。

基础刮痧手法

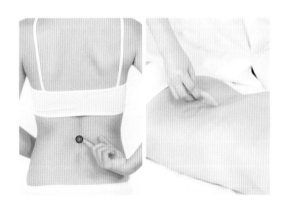

1 命门（面刮法）

用面刮法刮拭命门穴50次，力度轻柔，可不出痧。

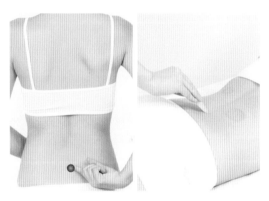

2 腰阳关（角刮法）

用角刮法刮拭腰阳关穴50次，力度轻柔，以出痧为度。

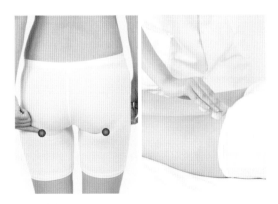

3 承扶（面刮法）

用面刮法刮拭承扶穴50次，以皮下紫色痧斑、痧痕形成为度。

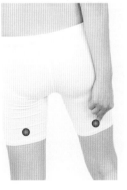
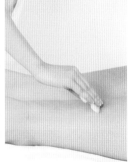

4 殷门（面刮法）

用面刮法刮拭殷门穴50次，力度适中，以出痧为度。

坐骨神经痛 刮痧，疗效都说不差

扫二维码
看视频

　　坐骨神经痛指坐骨神经病变，沿坐骨神经通路即腰、臀部、大腿后、小腿后外侧和足外侧发生的疼痛症候群。坐骨神经痛初期进行刮痧可通络止痛，是缓解坐骨神经痛患者剧痛、下肢行走不利的首选理疗法。

基础刮痧手法

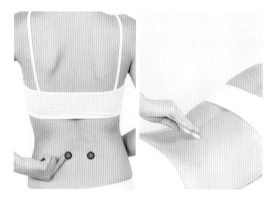

1 肾俞（面刮法）

用面刮法刮拭肾俞穴1～3分钟，以皮肤潮红、发热为度。

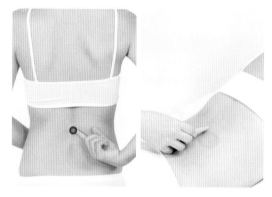

2 命门（面刮法）

用面刮法刮拭命门穴1～3分钟，以皮肤潮红、发热为度。

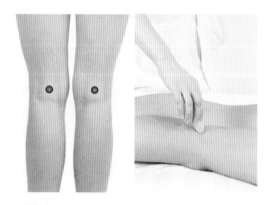

3 委中（角刮法）

用角刮法刮拭委中穴30次，力度由轻到重，以出痧为度。

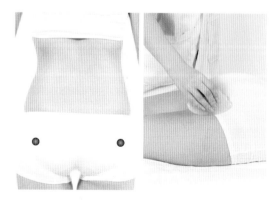

4 环跳（面刮法）

用面刮法刮拭环跳穴1～3分钟，力度适中，以出痧为度。

强直性脊柱炎 拔罐，舒筋活络金不换

强直性脊柱炎是一种慢性炎性疾病，主要侵犯骶髂关节、脊柱骨突、脊柱旁软组织及外周关节，并可伴发关节外表现，严重者可发生脊柱畸形和关节强直。强直性脊柱炎初期进行拔罐可舒筋活络，是缓解强直性脊柱炎患者脊背僵硬、疼痛的首选理疗法。

基础拔罐手法

▲

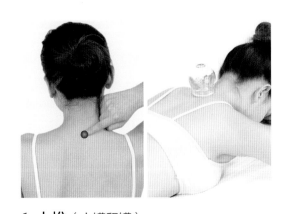

1 大椎（火罐留罐）

将火罐扣在大椎穴上，留罐10分钟，以皮肤潮红为度。

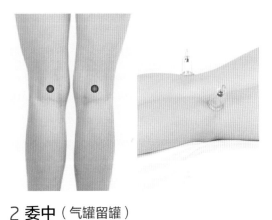

2 委中（气罐留罐）

将气罐吸附在委中穴上，留罐10分钟，以局部皮肤潮红为度。

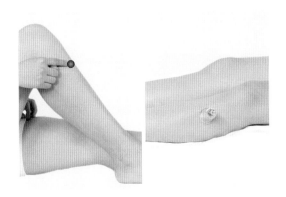

3 足三里（气罐留罐）

将气罐吸附在足三里穴上，留罐10分钟，以局部皮肤泛红、充血为度。

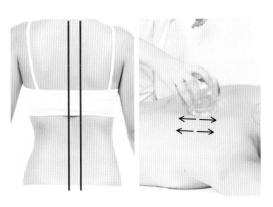

4 夹脊（火罐走罐）

将火罐沿着夹脊穴、膀胱经依次来回走罐3分钟，以皮肤潮红为度。

风湿性关节炎 痛减，按摩益寿延年

扫二维码
看视频

  风湿性关节炎多以急性发热及关节疼痛起病，好发于膝、踝、肩、肘、腕等大关节部位，以病变局部呈现红、肿、灼热，肌肉游走性酸楚、疼痛为特征。类风湿性关节炎初期进行按摩可舒筋通络，是缓解类风湿性关节炎患者关节屈伸不利的首选理疗法。

基础按摩手法

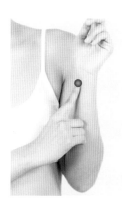
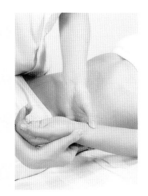

1 内关（掐按法）
用拇指指尖掐按内关穴1～3分钟，以局部有酸痛感为宜。

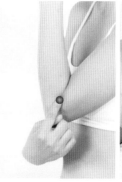
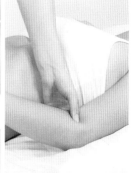

2 曲池（按压法）
用拇指指腹按压曲池穴1～3分钟，以局部有酸痛感为宜。

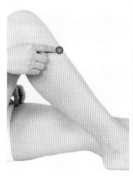
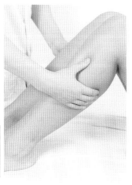

3 足三里（推按法）
用拇指指腹推按足三里穴1～3分钟，以局部皮肤发热为度。

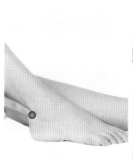
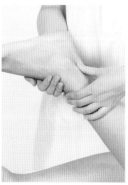

4 昆仑（推按法）
用拇指指腹推按昆仑穴1～3分钟，以局部皮肤发热为度。

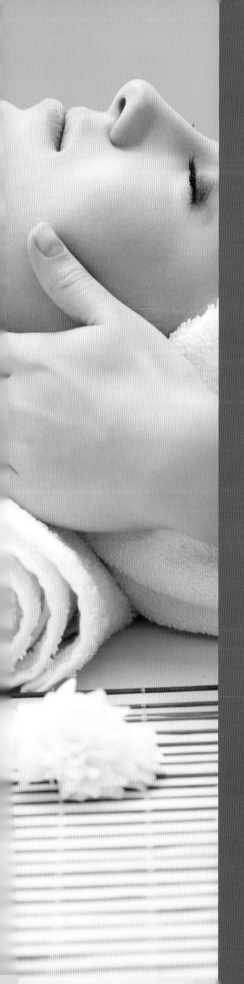

PART 7

排毒利窍，
扫除五官、皮肤问题

五官是我们评判一个人美貌的重要标志之一，与皮肤合论，也是我们观察一个人健康的重要途径之一，身体好不好，望望五官、皮肤就知道。当被烦人的五官、皮肤病症困扰时，除了生理上的不适，不敢露于人前也是一大难题。试试经穴理疗法，轻松排毒利窍，还你自信、美丽。

麦粒肿 别延误，刮痧清热快起步

麦粒肿俗称针眼，分为外麦粒肿和内麦粒肿。外麦粒肿：睫毛毛囊部的皮脂腺的急性化脓性炎症。内麦粒肿：毛囊附近的睑板腺的急性化脓性炎症。麦粒肿初期进行刮痧可清热消肿，是缓解麦粒肿患者目赤肿痛的首选理疗法。

基础刮痧手法

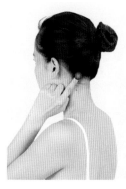
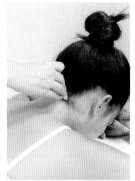

1 风池（角刮法）

用角刮法刮拭风池穴50次，以皮下出现紫色痧斑、痧痕形成为度。

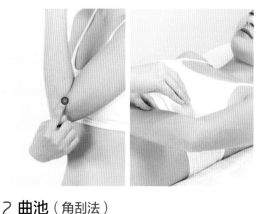

2 曲池（角刮法）

用角刮法刮拭曲池穴50次，力度适中，以皮肤潮红、出痧为度。

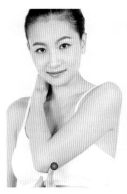
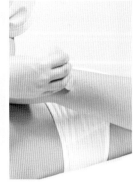

3 天井（角刮法）

用角刮法刮拭天井穴30次，力度适中，以皮肤潮红、发热为度。

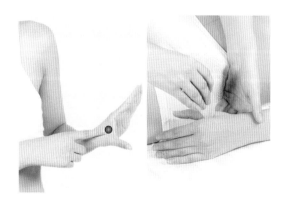

4 合谷（角刮法）

用角刮法刮拭合谷穴30次，力度适中，以皮肤潮红为度。

鼻炎 不闻香臭，艾灸开窍效奏

片下框扫
看视频

鼻炎分为急性鼻炎、过敏性鼻炎等。急性鼻炎多为急性呼吸道感染的一个并发症；过敏性鼻炎是以鼻黏膜潮湿水肿、黏液腺增生、上皮下嗜酸细胞浸润为主的一种异常反应。鼻炎初期进行艾灸可通关开窍，是缓解鼻炎患者鼻塞、不闻香臭的首选理疗法。

基础艾灸手法

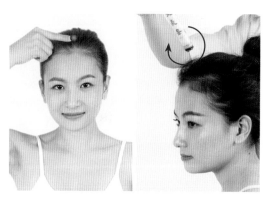
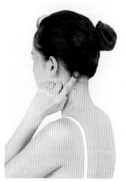
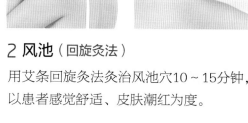

1 上星（回旋灸法）

用艾条回旋灸法灸治上星穴10～15分钟，以皮肤温热而无灼痛感为度。

2 风池（回旋灸法）

用艾条回旋灸法灸治风池穴10～15分钟，以患者感觉舒适、皮肤潮红为度。

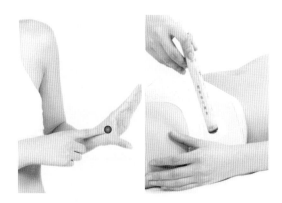
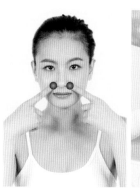
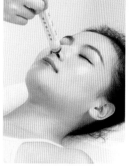

3 合谷（悬灸法）

用艾条悬灸法灸治合谷穴10～15分钟，以皮肤温热潮红为度。

4 迎香（悬灸法）

用艾条悬灸法灸治迎香穴10～15分钟，以皮肤温热而无灼痛感为度。

牙痛 火热上炎，理疗刮痧效现

扫二维码
看视频

牙痛又称齿痛，是一种常见的口腔科疾病。主要是由牙齿本身、牙周组织及颌骨的疾病等所引起。临床主要表现为牙齿疼痛、牙龈肿胀、牙齿松动、牙龈出血等。牙痛初期进行刮痧可泄热止痛，无论是胃火上逆还是风火引起的牙痛，均可使用刮痧理疗法。

基础刮痧手法

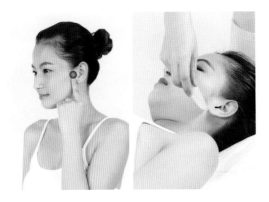

1 下关（角刮法）

用角刮法刮拭下关穴3分钟，力度轻柔，以穴位处皮肤发热为度。

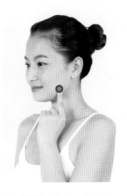

2 颊车（角刮法）

用角刮法刮拭颊车穴3分钟，力度轻柔，以穴位处皮肤发热为度。

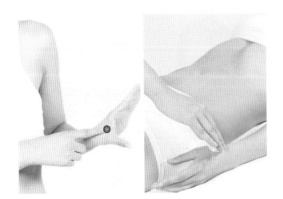

3 合谷（角刮法）

用角刮法刮拭合谷穴50次，以皮下紫色痧斑、痧痕形成为度。

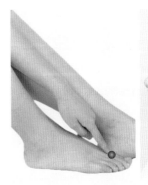

4 行间（立刮法）

用立刮法刮拭行间穴3分钟，力度适中，以出痧为度。

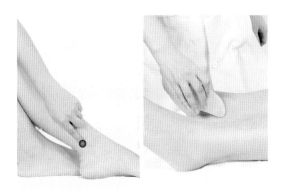

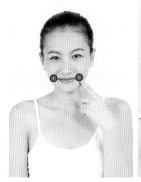

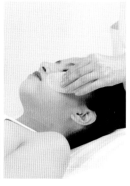

5 太溪（角刮法）

用角刮法刮拭太溪穴50次，力度适中，以皮下出现紫色痧斑、痧痕形成为度。

6 地仓（角刮法）

用角刮法刮拭地仓穴2～3分钟，力度适中，以潮红为度。

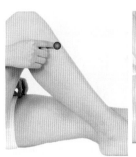

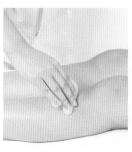

7 足三里（面刮法）

用面刮法刮拭足三里穴50次，力度适中，以出痧为度。

TIPS

牙痛隐隐、腰酸、耳鸣的患者可适当刺激肾俞穴。

随证加穴

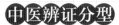

中医辨证分型

①胃火上逆

牙龈红肿而痛，口臭，口唇红，喜冷食，小便短赤，大便干结。

②风火上扰

牙齿痛，牙龈红肿疼痛，遇冷则痛减，遇风、热则痛甚，或有发热、口渴。

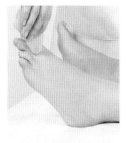

胃火上逆——内庭

用角刮法刮拭内庭穴50次，力度适中，可不出痧。

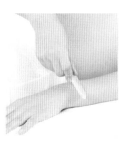

风火上扰——外关

用面刮法刮拭外关穴3分钟，力度适中，以出痧为度。

169

咽喉肿痛 用拔罐，消肿止痛去麻烦

扫二维码
看视频

咽喉肿痛是口咽和喉咽部病变的主要症状。临床上以咽喉肿痛、吞咽不适为主症，多伴有发热咳嗽等上呼吸道感染及食欲不振等全身症状。咽喉肿痛初期进行拔罐可消肿止痛，无论是外感风热、肺胃实热还是肾阴虚引起的咽喉肿痛，均可使用拔罐理疗法。

基础拔罐手法

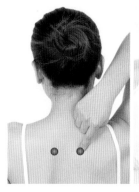
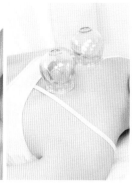

1 肺俞（火罐留罐）

将火罐扣在肺俞穴上，留罐10分钟，以局部皮肤潮红为度。

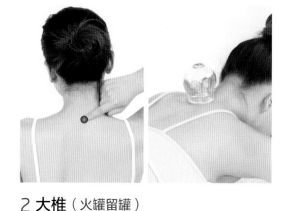

2 大椎（火罐留罐）

将火罐扣在大椎穴上，留罐10分钟，以局部皮肤泛红、充血为度。

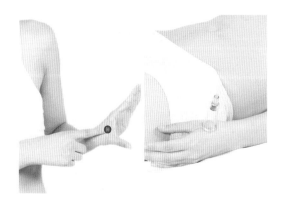

3 合谷（气罐留罐）

将气罐吸附在合谷穴上，留罐15分钟，以局部皮肤泛红、充血为度。

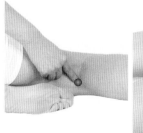
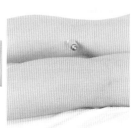

4 阴谷（气罐留罐）

将气罐吸附在阴谷穴上，留罐10分钟，以局部皮肤泛红、充血为度。

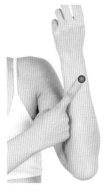
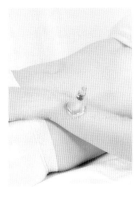
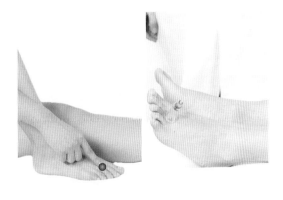

5 外关（气罐留罐）

将气罐吸附在外关穴上，留罐15分钟，以局部皮肤潮红为度。

6 内庭（气罐留罐）

将气罐吸附在内庭穴上，留罐15分钟，以局部皮肤有抽紧感为度。

随证加穴

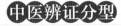

中医辨证分型

①外感风热

咽喉红肿疼痛，吞咽困难，伴有寒热头痛，咳嗽。

②肺胃实热

咽喉肿痛，咽干，口渴，口臭，齿龈疼痛，大便干结，小便短赤。

③肾阴虚

咽喉轻微红肿，颜色暗红，疼痛较轻，或吞咽时感觉疼痛，轻微发热，入夜后症状加重，或伴头痛、耳鸣。

外感风热——曲池

将气罐吸附在曲池穴上，留罐15分钟，以充血为度。

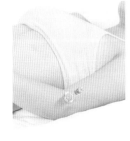

肺胃实热——胃俞

将火罐迅速扣在胃俞穴上，留罐15分钟，以充血为度。

肾阴虚——照海

将气罐吸附在照海穴上，留罐15分钟，以有抽紧感为度。

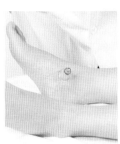

急性扁桃体炎 刮痧，清热消肿效佳

扫二维码
看视频

扁桃体是人体呼吸道的第一道免疫器官，但它的免疫能力只能达到一定的效果，当吸入的病原微生物数量较多时，就会引起相应的症状。急性扁桃体炎初期进行刮痧可清热消肿，无论是风热、肺胃热盛还是阴虚火旺引起的急性扁桃体炎，均可使用刮痧理疗法。

基础刮痧手法

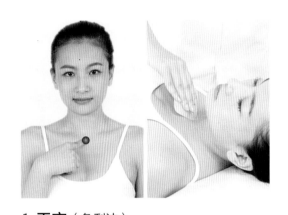

1 天突（角刮法）

用角刮法刮拭天突穴1～2分钟，力度适中，以皮肤潮红、出痧为度。

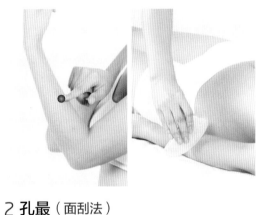

2 孔最（面刮法）

用面刮法刮拭孔最穴50次，力度适中，以出痧为度。

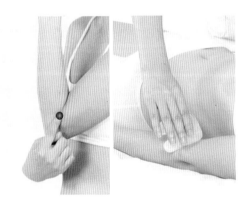

3 曲池（面刮法）

用面刮法刮拭曲池穴50次，力度适中，以出痧为度。

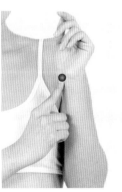
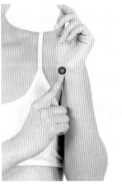

4 大陵（角刮法）

用角刮法刮拭大陵穴30次，力度适中，以出痧为度。

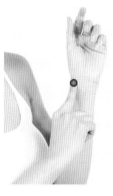
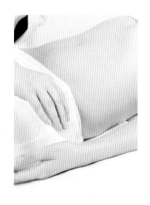
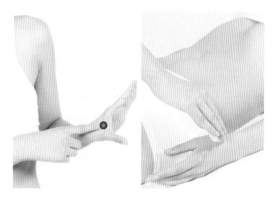

5 太渊（角刮法）

用角刮法刮拭太渊穴30次，力度适中，以出痧为度。

6 合谷（角刮法）

用角刮法刮拭合谷穴50次，以皮下紫色痧斑、痧痕形成为止。

随证加穴

中医辨证分型

①风热袭表
咽喉干燥、灼热、疼痛，扁桃体红肿，伴发热、头痛、头晕、咳嗽。

②肺胃热盛
扁桃体红肿，咽痛剧烈，连及耳根，吞咽困难，腹胀、口臭、便秘。

③阴虚火旺
咽喉干燥、灼热，咽部有异物感，牙痛，潮热盗汗，手足心热，失眠多梦，耳鸣眼花，腰膝酸软。

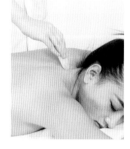

风热袭表——大椎

用角刮法刮拭大椎穴3分钟，力度适中，以出痧为度。

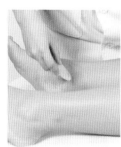

肺胃热盛——少商

用角刮法刮拭少商穴3分钟，力度适中，以出痧为度。

阴虚火旺——太溪

用点按法刮拭太溪穴3分钟，以局部酸胀为度。

耳鸣、耳聋 按摩，聪耳开窍不错

扫二维码
看视频

耳鸣、耳聋在临床上常同时并见。耳鸣是以耳内鸣响为主证；耳聋是以听力减退或听觉丧失为主证。耳鸣耳聋初期进行按摩可聪耳开窍，无论是痰火郁结、肾精亏虚还是脾胃虚弱引起的耳鸣耳聋，均可使用按摩理疗法。

基础按摩手法

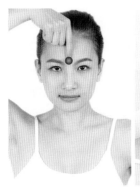
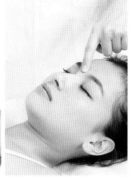

1 印堂（按揉法）

用食指指腹按揉印堂穴1分钟，力度适中，以局部有酸胀感为度。

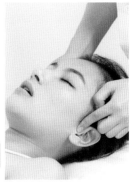

2 听宫（按揉法）

用食指指腹按揉听宫穴1分钟，力度适中，以局部有酸胀感为度。

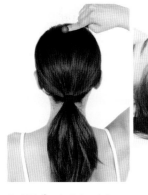
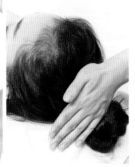

3 百会（摩揉法）

将掌心置于百会穴上，摩揉1分钟，力度轻柔，以局部皮肤潮红为度。

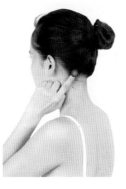
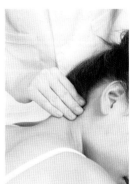

4 风池（捏揉法）

将拇指与其余四指相对，力度稍重地捏揉风池穴3分钟，以局部有酸胀感为度。

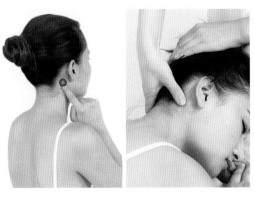
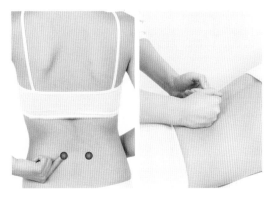

5 翳明（点揉法）

用拇指指腹点揉翳明穴1～3分钟，力度适中，以局部有酸胀感为度。

6 肾俞（滚法）

将手掌背部近小指侧部分紧贴于肾俞穴上，以滚法操作1分钟。

随证加穴

中医辨证分型

①痰火郁结

耳鸣，耳聋，兼耳内憋气感明显，胸闷，咳嗽，痰多，头痛，头晕。

②肾精亏虚

耳鸣，耳聋，头晕，头痛，腰膝酸软，神疲乏力，畏寒肢冷，小便频数而清长。

③脾胃虚弱

耳鸣，耳聋，体倦乏力，饮食欠佳，腹胀，面色苍白，大便溏薄。

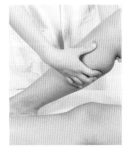

痰火郁结——阴陵泉

将拇指指腹置于阴陵泉穴上，按揉3分钟，以局部酸胀为度。

肾精亏虚——太溪

用拇指指端压揉太溪穴3分钟，以局部有酸痛感为度。

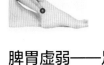

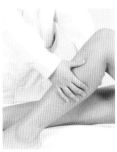

脾胃虚弱——足三里

将拇指指腹置于足三里穴上，按揉3分钟，以局部酸胀为度。

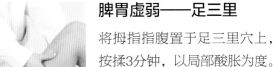

痤疮 摆脱不是梦，一切尽在刮痧中

痤疮是美容皮肤科最常见的病症，又叫青春痘、粉刺、毛囊炎，多发于面部。主要诱因是青春期发育成熟，体内雄性激素水平升高。痤疮初期进行刮痧可清利湿热，无论是肺经蕴热、脾胃湿热还是血瘀痰凝引起的痤疮，均可使用刮痧理疗法。

基础刮痧手法

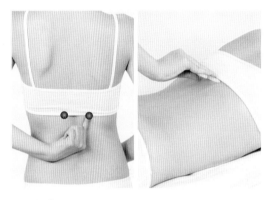

1 脾俞（面刮法）

用面刮法刮拭脾俞穴30次，力度轻柔，以出痧为度。

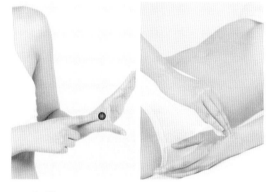

2 合谷（角刮法）

用角刮法刮拭合谷穴50次，以皮下紫色痧斑、痧痕形成为度。

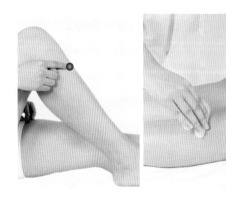

3 足三里（面刮法）

用面刮法刮拭足三里穴50次，力度适中，以出痧为度。

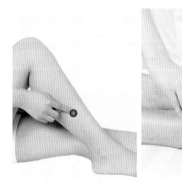

4 丰隆（面刮法）

用面刮法刮拭丰隆穴30次，力度略重，以出痧为度。

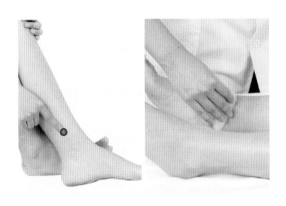
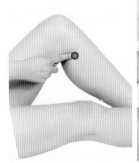
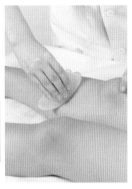

5 三阴交（面刮法）

用面刮法刮拭三阴交穴50次，至不再出现新痧为止。

6 阴陵泉（面刮法）

用面刮法刮拭阴陵泉穴50次，至不再出现新痧为止。

随证加穴

中医辨证分型

①肺经蕴热

痤疮初起，红肿疼痛，面部瘙痒，可有口干，小便黄，大便干燥。

②脾胃湿热

痤疮此起彼伏，连绵不断，可以挤出黄白色碎米粒样脂栓，或有脓液，颜面出油光亮，伴口臭、口苦。

③血瘀痰凝

痤疮日久，质地坚硬难消，触压有疼痛感，或者颜面凹凸如橘子皮。

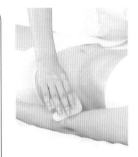

肺经蕴热——曲池

用面刮法刮拭曲池穴50次，力度适中，以出痧为度。

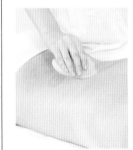

脾胃湿热——胃俞

用面刮法刮拭胃俞穴30次，力度适中，以出痧为度。

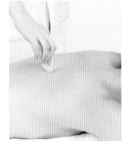
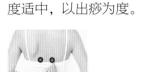

血瘀痰凝——膈俞

用角刮法刮拭膈俞穴3分钟，力度适中，以出痧为度。

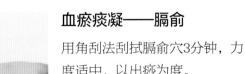

皮肤瘙痒最难忍，拔罐理疗功效正

扫二维码
看视频

皮肤瘙痒是一种自觉皮肤瘙痒而无原发性损害的皮肤病。临床上可分为全身性皮肤瘙痒和局限性皮肤瘙痒，后者多局限在肛门和外阴部。皮肤瘙痒初期进行拔罐可滋阴清热止痒，无论是阴虚内热还是肺热炽盛引起的皮肤瘙痒，均可使用拔罐理疗法。

基础拔罐手法

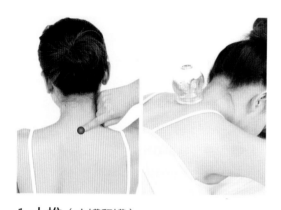

1 大椎（火罐留罐）

将火罐扣在大椎穴上，留罐10分钟，以局部皮肤泛红、充血为度。

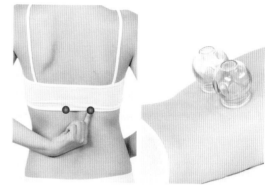

2 脾俞（火罐留罐）

将火罐扣在脾俞穴上，留罐10分钟，以局部皮肤泛红、充血为度。

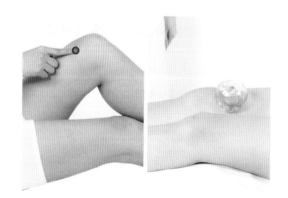

3 血海（火罐留罐）

将火罐扣在血海穴上，留罐10分钟，以局部皮肤泛红、充血为度。

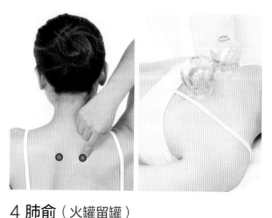

4 肺俞（火罐留罐）

将火罐扣在肺俞穴上，留罐15分钟，以局部皮肤有抽紧感为度。

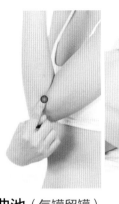
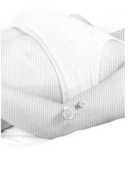

5 曲池（气罐留罐）

将气罐吸附在曲池穴上，留罐10分钟，以局部皮肤泛红、充血为度。

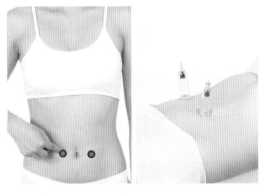

6 天枢（气罐留罐）

将气罐吸附在天枢穴上，留罐15分钟，以局部皮肤潮红为度。

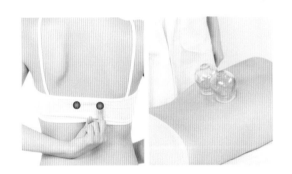

7 肝俞（火罐留罐）

将火罐扣在肝俞穴上，留罐10分钟，以局部皮肤泛红、充血为度。

TIPS

皮肤瘙痒严重，皮肤溃破、感染者应及时去医院就诊，不可自行拔罐。

随证加穴

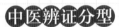

中医辨证分型

①阴虚内热

全身皮肤瘙痒，肌肤呈红褐色搔痕，覆少许鳞屑，肌肤干燥，触之灼热，咽干。

②肺热炽盛

皮肤作痒，发无定时，次数频繁，搔至皮肤出血仍不止痒，甚则晚间不能安眠。

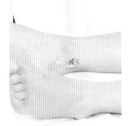

阴虚内热——太溪

将气罐吸附在太溪穴上，留罐15分钟，以有抽紧感为度。

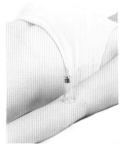

肺热炽盛——尺泽

将气罐吸附在尺泽穴上，留罐15分钟，以潮红为度。

黄褐斑 刮痧对付，养颜绝不辜负

扫二维码
看视频

　　黄褐斑，又称"蝴蝶斑"、"肝斑"，是有黄褐色色素沉着的皮肤病。表现为颜面中部有对称性蝴蝶状的黄褐色斑片，边缘清楚。黄褐斑初期进行刮痧可排毒养颜，是淡斑、解决女性朋友烦恼的首选理疗法。

基础刮痧手法

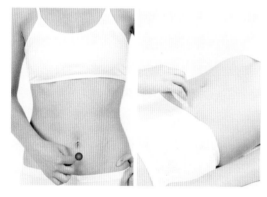

1 气海（面刮法）

用面刮法刮拭气海穴30次，力度适中，以局部皮肤潮红为度。

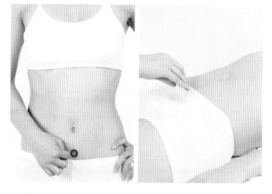

2 关元（面刮法）

用面刮法刮拭关元穴30次，力度适中，以局部皮肤潮红为度。

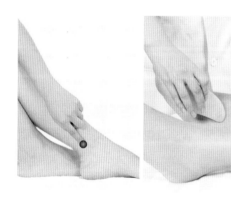

3 太溪（角刮法）

用角刮法刮拭太溪穴50次，力度适中，以皮下出现紫色痧斑、痧痕形成为度。

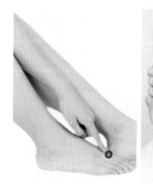
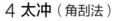

4 太冲（角刮法）

用角刮法刮拭太冲穴30次，力度适中，以皮肤发热为度。

湿疹 水疱身瘙痒，穴位拔罐效果靓

扫二维码
看视频

湿疹是一种常见的由多种内外因素引起的表皮及真皮浅层的炎症性皮肤病。其特点为患者自觉剧烈瘙痒，皮损多形状，呈对称分布，有渗出倾向，易反复发作。湿疹初期进行刮痧可清热利湿、祛风解毒，是缓解湿疹患者皮肤瘙痒、水疱的首选理疗法。

基础拔罐手法

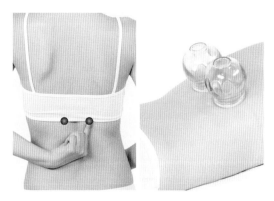
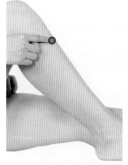
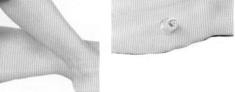

1 脾俞（火罐留罐）

将火罐扣在脾俞穴上，留罐10分钟，以局部皮肤泛红、充血为度。

2 足三里（气罐留罐）

将气罐吸附在足三里穴上，留罐10分钟，以局部皮肤泛红、充血为度。

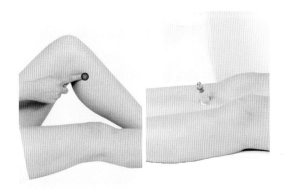
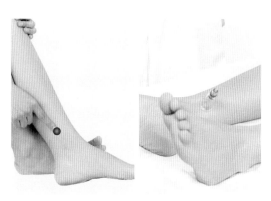

3 阴陵泉（气罐留罐）

将气罐吸附在阴陵泉穴上，留罐10分钟，以局部皮肤泛红、充血为度。

4 三阴交（气罐留罐）

将气罐吸附在三阴交穴上，留罐10分钟，以局部皮肤潮红为度。

荨麻疹 风团痒甚，对抗病邪刮痧胜

扫二维码
看视频

荨麻疹俗称风疹块，中医称"瘾疹"，是一种常见的变态反应性疾病。本病多属突然发病，常因饮食、药物、肠道寄生虫、化学因素、精神因素及全身性疾患等引起发病。荨麻疹初期进行刮痧可祛风止痒，是缓解荨麻疹患者皮肤瘙痒、斑疹的首选理疗法。

基础刮痧手法

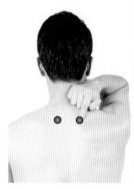
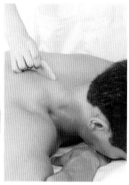

1 风门（面刮法）

用面刮法刮拭风门穴50次，力度适中，以出痧为度。

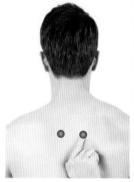
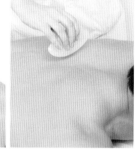

2 厥阴俞（面刮法）

用面刮法刮拭厥阴俞穴50次，力度适中，以出痧为度。

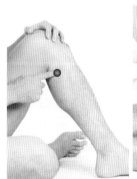
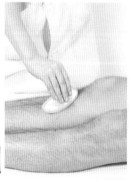

3 阴陵泉（面刮法）

用面刮法刮拭阴陵泉穴50次，至不再出现新痧为止。

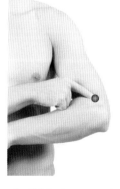
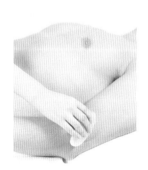

4 曲池（面刮法）

用面刮法刮拭曲池穴50次，力度微重，以出痧为度。

带状疱疹 痛非常，拔罐理疗来帮忙

扫二维码
看视频

带状疱疹是由水痘-带状疱疹病毒所引起的，以沿单侧周围神经分布的簇集性小水疱为特征，常伴有明显的神经痛。带状疱疹初期进行拔罐可解毒止痛，是缓解带状疱疹患者病位疼痛、皮疹、水疱的首选理疗法。

基础拔罐手法

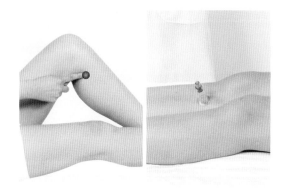

1 阴陵泉（气罐留罐）

将气罐吸附在阴陵泉穴上，留罐10分钟，以局部皮肤泛红、充血为度。

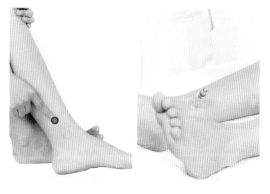

2 三阴交（气罐留罐）

将气罐吸附在三阴交穴上，留罐10分钟，以局部皮肤潮红为度。

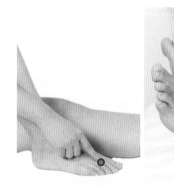
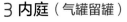

3 内庭（气罐留罐）

将气罐吸附在内庭穴上，留罐15分钟，以局部皮肤有抽紧感为度。

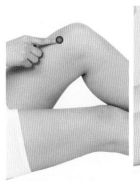
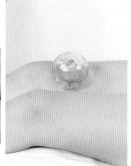

4 血海（火罐留罐）

将火罐扣在血海穴上，留罐15分钟，以局部皮肤泛红、充血为度。

神经性皮炎 拔罐，凉血润燥效可观

扫二维码
看视频

神经性皮炎是一种慢性皮肤神经官能症，也称为慢性单纯性苔藓。其致病原因目前尚不十分清楚，一般认为与神经功能紊乱或过敏等有关。神经性皮炎初期进行拔罐可清热解毒、凉血润燥，是缓解神经性皮炎患者皮肤瘙痒、皮疹的首选理疗法。

基础拔罐手法

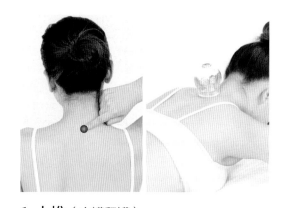

1 大椎（火罐留罐）

将火罐扣在大椎穴上，留罐15分钟，以局部皮肤泛红、充血为度。

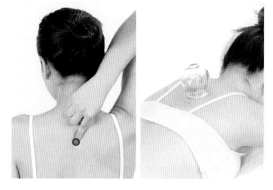

2 身柱（火罐留罐）

将火罐扣在身柱穴上，留罐15分钟，以局部皮肤潮红为度。

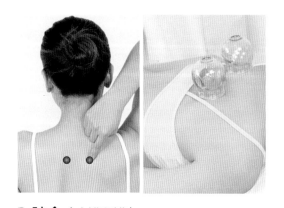

3 肺俞（火罐留罐）

将火罐扣在肺俞穴上，留罐15分钟，以局部皮肤泛红、充血为度。

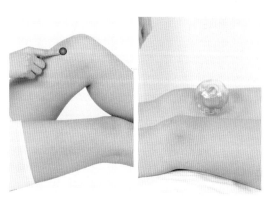

4 血海（火罐留罐）

将火罐扣在血海穴上，留罐15分钟，以局部皮肤泛红、充血为度。

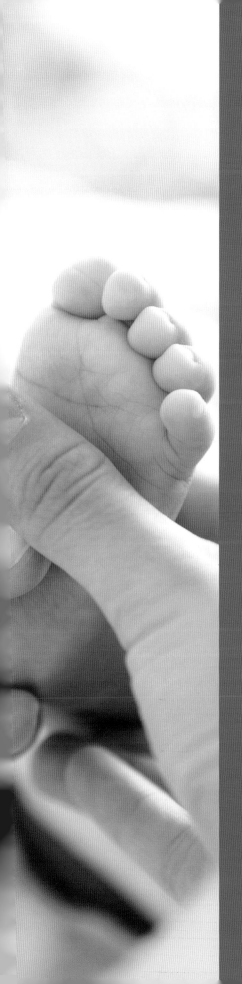

PART 8

强身健体，
呵护小儿健康

儿童是每个家庭的希望，普天之下，没有一位父母不希望自己的孩子能够健康、快乐地成长。但儿童的身体处于成长发育阶段，对病毒的抵抗力比成人差，时不时就会生病，却不愿打针、吃药。学习经穴理疗法，用最自然的爱呵护孩子健康成长，给他加倍的陪伴和关爱。

小儿感冒 用按摩，解表补虚真不错

扫二维码
看视频

小儿感冒即为小儿上呼吸道急性感染。大部分患儿感冒是以病毒入侵为主，此外也可能是支原体或细菌感染。临床以发热、恶寒、鼻塞、流涕等为特征。小儿感冒初期进行按摩可解表补虚，无论是风寒、风热还是体虚引起的感冒，均可使用按摩理疗法。

基础按摩手法

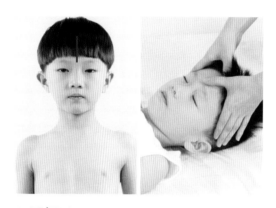

1 天门（推法）

用拇指指腹自下而上直推天门穴2分钟，以局部皮肤潮红为度。

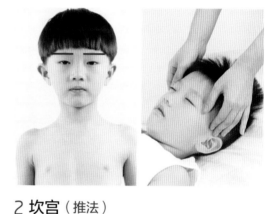

2 坎宫（推法）

用拇指指腹自眉心向眉梢直线分推坎宫穴30～50次，以局部皮肤潮红为度。

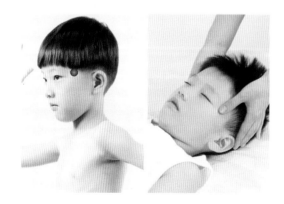

3 太阳（推法）

用拇指指腹自前向后直推太阳穴2分钟，以局部皮肤潮红为度。

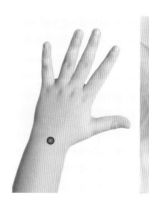
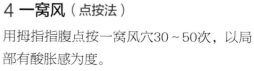

4 一窝风（点按法）

用拇指指腹点按一窝风穴30～50次，以局部有酸胀感为度。

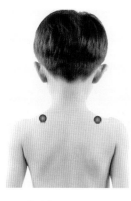
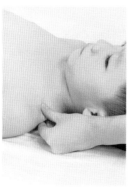
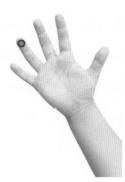
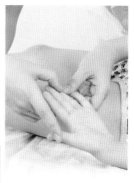

5 肩井（提拿法）

将拇指与食指、中指相对成钳形，提拿肩井穴1～2分钟，力度轻柔。

6 肺经（推法）

用食指指腹由上至下推肺经穴30～50次，力度轻柔，以局部皮肤潮红为度。

随证加穴

中医辨证分型

①风寒感冒

发热恶寒，头痛，无汗，鼻塞流涕，咳嗽，头身疼痛，关节酸痛。

②风热感冒

鼻塞不通，流浊涕，咽干而痒，咳嗽，发热重，恶寒，微有汗出。

③体虚感冒

易于感受外邪，甚至感冒尚未痊愈，又发第2次感冒，反复不已。

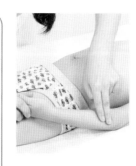

风寒感冒——三关

用食指、中指指腹自腕向肘推摩三关穴30～50次。

风热感冒——天河水

用食指、中指指腹自腕向肘推摩天河水穴1～2分钟。

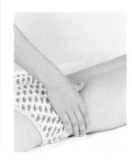

体虚感冒——肾俞

用拇指指腹推肾俞穴3分钟，以局部透热为度。

小儿咳嗽 刮痧，宣肺止咳不差

扫二维码
看视频

小儿咳嗽是小儿呼吸系统疾病之一。当呼吸道有异物或受到过敏性因素的刺激时，即会引起咳嗽。小儿咳嗽初期进行刮痧可疏风解表、宣肺止咳，无论是风寒还是风热引起的咳嗽，均可使用刮痧理疗法。

基础刮痧手法

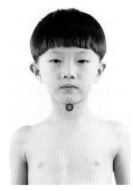
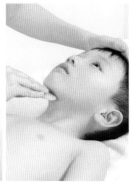

1 廉泉（角刮法）

用角刮法刮拭廉泉穴20次，力度适中，可不出痧。

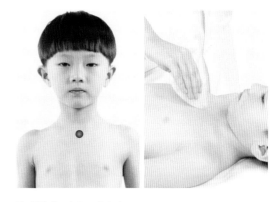

2 天突（角刮法）

用角刮法刮拭天突穴20次，力度微重，以出痧为度。

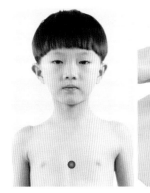
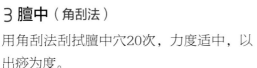

3 膻中（角刮法）

用角刮法刮拭膻中穴20次，力度适中，以出痧为度。

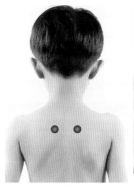
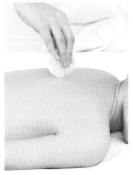

4 肺俞（面刮法）

用面刮法刮拭肺俞穴1～2分钟，力度轻柔，以出痧为度。

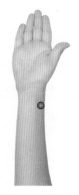
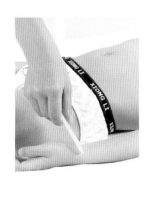
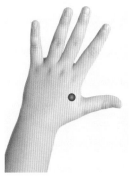
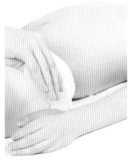

5 列缺（面刮法）

用面刮法刮拭列缺穴20次，以皮肤潮红、发热为度。

6 合谷（角刮法）

用角刮法刮拭合谷穴20次，力度微重，以出痧为度。

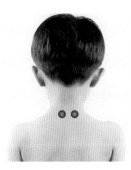
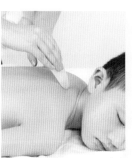

7 定喘（角刮法）

用角刮法刮拭定喘穴20次，以皮下出现紫色痧斑、痧痕形成为度。

TIPS

小儿咳嗽伴痰多、恶心欲吐者可适当刺激丰隆穴。

随证加穴

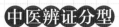

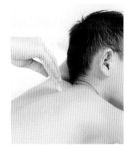

风寒咳嗽——大椎

用角刮法刮拭大椎穴3分钟，力度适中，以出痧为度。

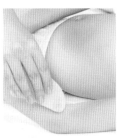

风热咳嗽——曲池

用角刮法刮拭曲池穴3分钟，力度适中，以出痧为度。

中医辨证分型

①风寒咳嗽

初起咳嗽频繁，呛咳为主，或有少量稀白痰液，恶寒，无汗，或有发热、头痛。

②风热咳嗽

咳嗽不爽或咳声重浊，痰黏稠色黄，口渴，咽痛，或有发热，微汗出。

小儿发热 按摩用，退热尽在不言中

扫二维码
看视频

小儿体温超过正常的体温37.3℃即为发热。低度发热体温介于37.3~38℃，中度发热体温为38.1~39℃，高度发热体温为39.1~40℃，超高热则为41℃。小儿发热初期进行按摩可退热镇惊，是父母帮助小儿缓解身热、烦扰不宁的首选理疗法。

基础按摩手法

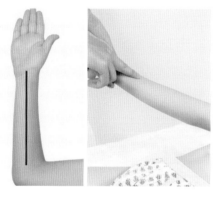

1 天河水（推摩法）

将食指、中指并拢，用指腹推摩天河水穴150~200次，以局部皮肤发热为度。

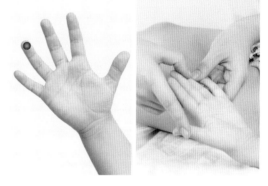

2 肺经（推摩法）

用拇指指腹快速推摩肺经穴1~2分钟，以局部皮肤发热为度。

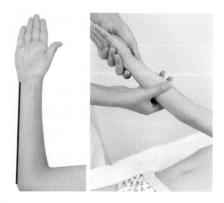

3 六腑（推摩法）

用拇指指腹推摩六腑穴150~200次，以局部皮肤发热为度。

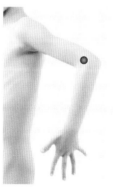
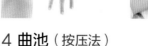

4 曲池（按压法）

用拇指指腹按压曲池穴1~3分钟，以局部有酸痛感为度。

小儿扁桃体炎 刮痧，化痰消肿功效佳

扫二维码
看视频

小儿扁桃体炎是小儿常见病的一种，4～6岁的小儿发病率较高。当扁桃体吸入的病原微生物数量较多或毒力较强时，就会引起相应的临床症状。小儿扁桃体炎初期进行刮痧可消肿止痛、化痰止咳，是父母帮助小儿缓解咽喉肿痛、头痛的首选理疗法。

基础刮痧手法

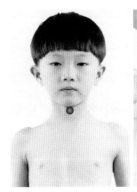
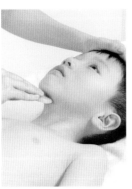

1 廉泉（角刮法）

用角刮法刮拭廉泉穴20次，力度微重，以局部皮肤发红为度。

2 天突（角刮法）

用角刮法刮拭天突穴20次，力度微重，以出痧为度。

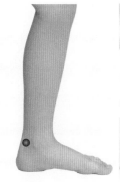
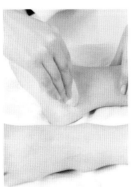
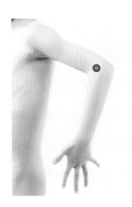
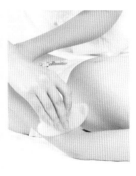

3 太溪（角刮法）

用角刮法刮拭太溪穴20次，以皮下出现紫色痧斑、痧痕形成为度。

4 曲池（面刮法）

用面刮法刮拭曲池穴20次，力度适中，以出痧为度。

小儿咽炎不用怕，止咳化痰用刮痧

扫二维码看视频

小儿咽炎是指小儿因咽部黏膜、黏膜下组织和淋巴组织病变所产生的感染，通常于患儿免疫力下降时，病原菌乘虚而入引发咽炎。可分为急性咽炎和慢性咽炎。小儿咽炎初期进行刮痧可止咳化痰，是父母帮助小儿缓解咽痛、咳嗽、咳痰的首选理疗法。

基础刮痧手法

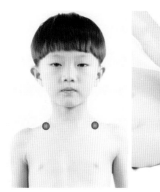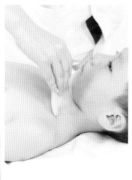

1 缺盆（角刮法）

用角刮法刮拭缺盆穴20次，力度适中，以局部皮肤发热为度。

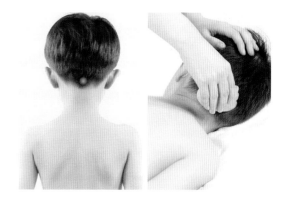

2 风府（角刮法）

用角刮法刮拭风府穴20次，力度适中，以局部皮肤发热为度。

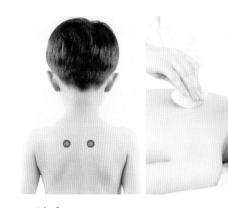

3 肺俞（面刮法）

用面刮法刮拭肺俞穴20次，力度适中，以局部皮肤发热为度。

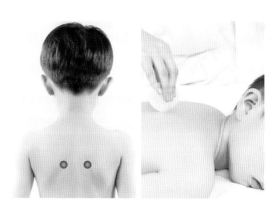

4 心俞（面刮法）

用面刮法刮拭心俞穴20次，力度适中，以局部皮肤发热为度。

192

小儿哮喘 艾灸疗，补虚平喘真有效

扫二维码
看视频

小儿哮喘是小儿时期常见的慢性呼吸系统疾病，主要以呼吸困难为特征。本病常反复发作，病因较为复杂，危险因素很高，发病常与环境因素有关。小儿哮喘初期进行艾灸可补虚平喘，是父母帮助小儿增强身体素质，减少哮喘发作的首选理疗法。

基础艾灸手法

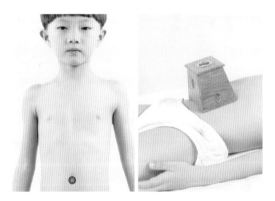

1 神阙（温和灸法）

点燃艾灸盒灸治神阙穴10分钟，以局部皮肤潮红为度。

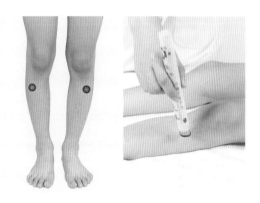

2 足三里（温和灸法）

用艾条温和灸法灸治足三里穴10分钟，以患儿感觉舒适、皮肤潮红为度。

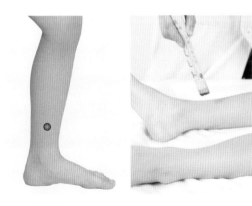

3 三阴交（温和灸法）

用艾条温和灸法灸治三阴交穴10分钟，以热感循经传导、气至病所为佳。

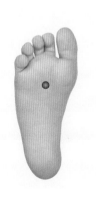
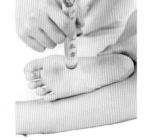

4 涌泉（温和灸法）

用艾条温和灸法灸治涌泉穴10分钟，以患儿感觉舒适、皮肤潮红为度。

小儿流涎 功效大，健脾助运按摩法

扫二维码
看视频

小儿流涎，俗称"流口水"，是一种唾液增多的症状。多见于6个月至1岁半左右的小儿，其原因有生理的和病理的两种。小儿流涎初期进行按摩可健脾助运，无论是脾胃湿热还是脾气虚弱引起的流涎，均可使用按摩理疗法。

基础按摩手法

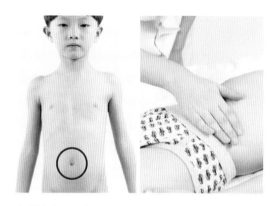

1 腹（摩法）

搓热手心后在腹部摩动5分钟，力度轻柔，以局部皮肤潮红为度。

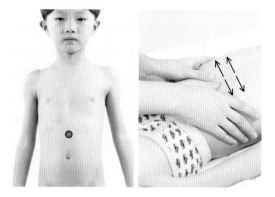

2 中脘（分推法）

用拇指指腹自中脘穴向脐两旁分推50次，以局部皮肤潮红为度。

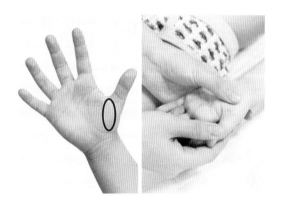

3 板门（揉按法、推法）

用拇指指腹揉按板门穴10秒，然后微用力，往腕横纹处直推100次。

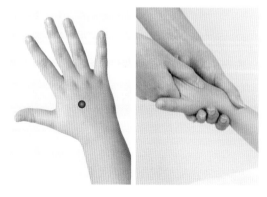

4 外劳宫（揉法）

用拇指指腹揉外劳宫穴100次，力度九重一轻，以局部有酸胀感为度。

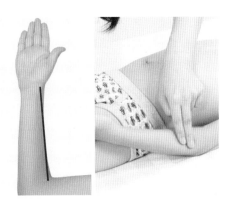

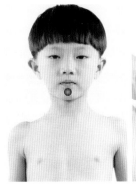

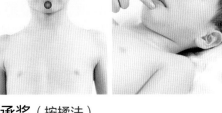

5 三关（推法）

用食指、中指指腹自腕向肘推三关穴50～100次，以局部皮肤潮红为度。

6 承浆（按揉法）

用食指指腹按揉承浆穴1分钟，力度适中，以局部有酸胀感为度。

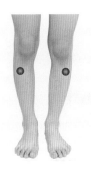

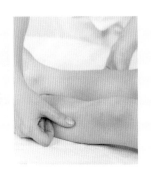

7 足三里（按揉法）

用拇指指腹按揉足三里穴1分钟，以局部有酸胀感为度。

TIPS

小儿流涎伴面色苍白、消化不良者可适当刺激脾俞穴、胃俞穴。

随证加穴

中医辨证分型

①脾胃湿热

流涎黏稠，口气臭秽，食欲不振，腹胀，便秘或大便热臭，小便黄赤。

③脾气虚弱

流涎清稀，口淡无味，面色萎黄，肌肉消瘦，倦怠乏力，大便稀薄。

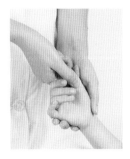

脾胃湿热——胃经

用拇指指腹向指尖方向直推胃经50～100次。

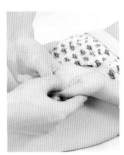

脾气虚弱——脾经

用拇指指腹自指端向指根方向直推脾经50～100次。

小儿便秘 不用怕，按摩通便促消化

扫二维码
看视频

　　小儿便秘是指患儿1周内排便次数少于3次的病症。新生儿正常排便为出生一周后一天排便4~6次，3~4岁的小儿排便次数一天1~2次为正常。小儿便秘初期进行按摩可通便促消化，无论是体虚便秘还是感受实邪引起的便秘，均可使用按摩理疗法。

基础按摩手法

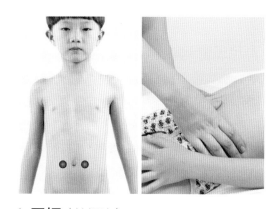

1 天枢（按揉法）

用拇指指腹按揉天枢穴1分钟，以局部有酸胀感为度。

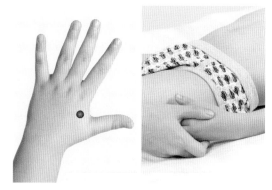

2 合谷（按揉法）

用拇指指腹按揉合谷穴1分钟，以有局部酸胀感为度。

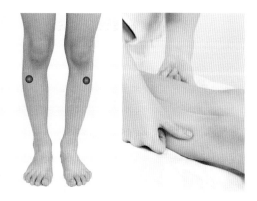

3 足三里（按揉法）

用拇指指腹按揉足三里穴1分钟，以局部有酸胀感为度。

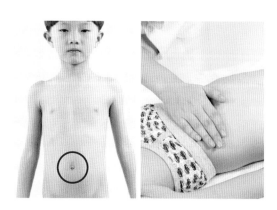

4 腹（摩法）

搓热手心后在腹部摩动3分钟，力度轻柔，以局部皮肤潮红为度。

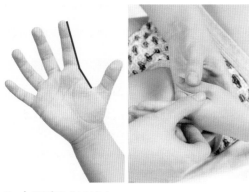

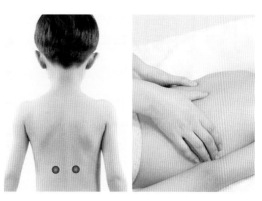

5 大肠经（推法）

用拇指指腹直推大肠经穴50～100次，以局部皮肤潮红为度。

6 脾俞（按揉法）

用拇指指腹按揉脾俞穴1分钟，以局部皮肤潮红为度。

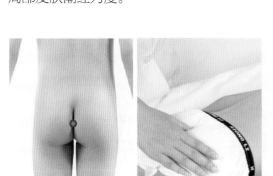

7 龟尾（揉法）

用拇指指端揉龟尾穴50～100次，以局部有酸胀感为度。

TIPS

小儿便秘较严重，甚至大便不通时，应及时就医，不可自行按摩。

随证加穴

中医辨证分型

①体虚便秘

虽有便意，无力排出，大便不干，面色无华，倦怠乏力，饮食欠佳。

②邪实便秘

大便干结难解，小便黄，面赤身热，食少，口臭，牙痛，腹胀。

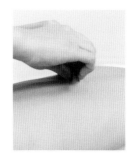

体虚便秘——脊

用拇指、食指指腹相对用力，提捏脊背皮肤3～6次。

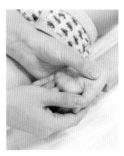

邪实便秘——板门

用拇指指端按揉板门穴3分钟，以局部有酸胀感为度。

小儿腹泻 用刮痧，涩肠止泻功效佳

扫二维码
看视频

　　小儿腹泻多见于2岁以下的婴幼儿，是小儿常见病之一。可由饮食不当和肠道细菌感染或病毒感染引起，严重者可导致身体脱水，更甚者可危及小儿生命。小儿腹泻初期进行刮痧可涩肠止泻，无论是寒湿还是湿热引起的腹泻，均可使用刮痧理疗法。

基础刮痧手法

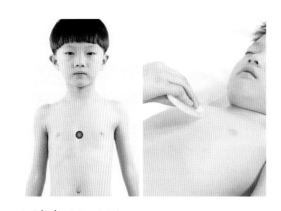

1 膻中（角刮法）

用角刮法刮拭膻中穴1～3分钟，力度轻柔，以皮肤潮红为度。

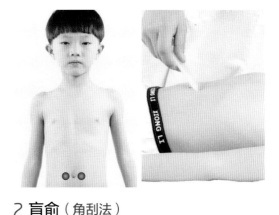

2 肓俞（角刮法）

用角刮法刮拭肓俞穴1～3分钟，力度轻柔，可不出痧。

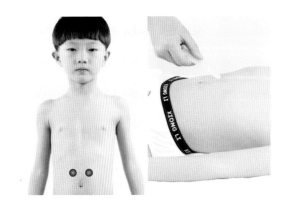

3 商曲（角刮法）

用角刮法刮拭商曲穴2～3分钟，力度轻柔，可不出痧。

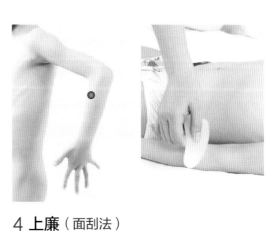

4 上廉（面刮法）

用面刮法刮拭上廉穴1～2分钟，力度适中，以出痧为度。

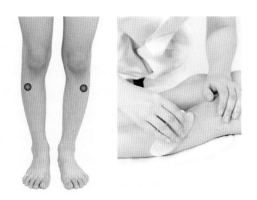

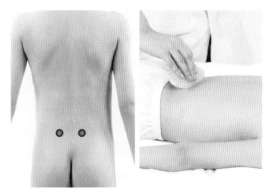

5 足三里（面刮法）

用面刮法刮拭足三里穴1～3分钟，以局部皮肤潮红为度。

6 大肠俞（面刮法）

用面刮法刮拭大肠俞穴20次，力度适中，以局部皮肤潮红为度。

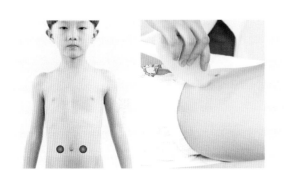

7 天枢（角刮法）

用角刮法刮拭天枢穴20次，力度适中，以局部皮肤潮红为度。

TIPS

小儿腹泻严重，甚至脱水，面色苍白者应及时送医救治。

随证加穴

中医辨证分型

①寒湿蕴脾

大便清稀多沫，色淡不臭，肠鸣腹泻，面色淡白，小便清长。

②脾胃湿热

腹痛即泻，大便黄褐热臭，身有微热，口渴不欲饮，尿少色黄。

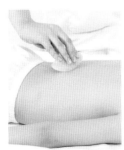

寒湿蕴脾——脾俞

用面刮法刮拭脾俞穴3分钟，力度适中，以出痧为度。

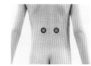

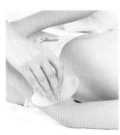

脾胃湿热——曲池

用面刮法刮拭曲池穴3分钟，力度适中，以出痧为度。

小儿厌食 健脾胃，应用刮痧真的会

扫二维码
看视频

　　小儿厌食表现为小儿长时间食欲减退或消失，以进食量减少为其主要特征，是一种慢性消化性功能紊乱综合征。小儿厌食初期进行刮痧可健脾和胃、增强食欲，无论是脾失健运还是胃阴不足引起的厌食，均可使用刮痧理疗法。

基础刮痧手法

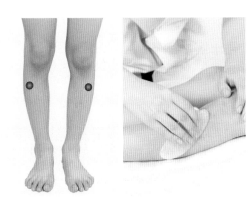

1 足三里（面刮法）

用面刮法刮拭足三里穴1～2分钟，以局部皮肤潮红为度。

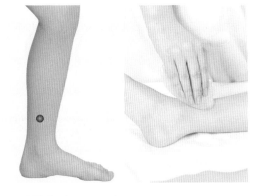

2 三阴交（面刮法）

用面刮法刮拭三阴交穴1～2分钟，以局部皮肤潮红为度。

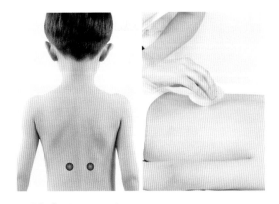

3 脾俞（面刮法）

用面刮法刮拭脾俞穴1～2分钟，力度由轻到重，以局部皮肤潮红为度。

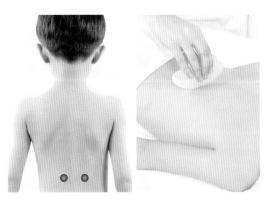

4 胃俞（面刮法）

用面刮法刮拭胃俞穴1～2分钟，力度由轻到重，以局部皮肤潮红为度。

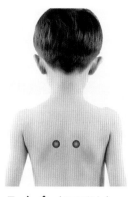 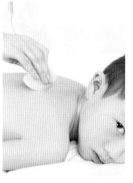 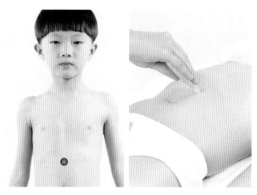

5 心俞（面刮法）

用面刮法刮拭心俞穴1~2分钟，力度由轻到重，以局部皮肤潮红为度。

6 中脘（角刮法）

用角刮法刮拭中脘穴1~2分钟，力度由轻到重，以局部皮肤潮红为度。

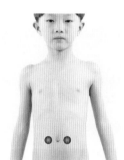 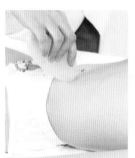

7 天枢（角刮法）

用角刮法刮拭天枢穴1~2分钟，力度由轻到重，以局部皮肤潮红为度。

TIPS

小儿厌食伴咳嗽、痰多、恶心者可适当刺激丰隆穴。

随证加穴

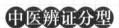

中医辨证分型

①脾失健运

面色萎黄或苍白，食欲减退，腹胀，恶心呕吐，气短乏力。

②胃阴不足

口干咽燥，喜冷饮，不喜进食，牙痛，皮肤干燥，大便干结。

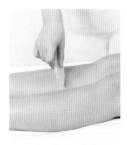

脾失健运——阴陵泉

用面刮法刮拭阴陵泉穴20次，以局部皮肤潮红为度。

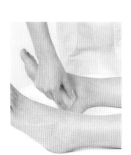

胃阴不足——照海

用角刮法刮拭照海穴20次，以出痧为度。

小儿疳积 合适，按摩健脾化滞

扫二维码
看视频

小儿疳积是由于进食不规律或由多种疾病因素影响所导致的慢性营养障碍性疾病，常见于1～5岁的儿童，严重者可影响智力发育。小儿疳积初期进行按摩可健脾化滞，无论是积滞伤脾是气血两亏引起的疳积，均可使用按摩理疗法。

基础按摩手法

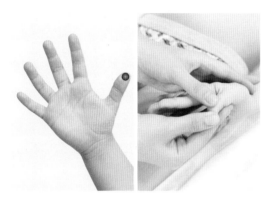

1 脾经（推揉法）

用拇指指腹推揉脾经穴50～100次，以局部皮肤潮红为度。

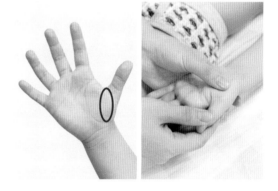

2 板门（推揉法）

用拇指指腹揉板门10秒，然后微用力往腕横纹处直推100次。

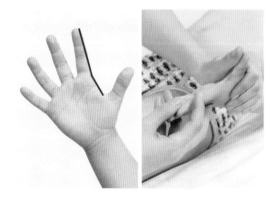

3 大肠经（推法）

用拇指指腹直推大肠经穴50～100次，以局部皮肤潮红为度。

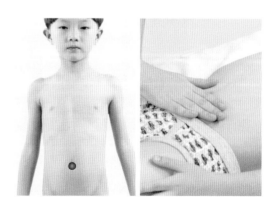

4 神阙（揉按法）

搓热掌心置于神阙穴上，揉按2～3分钟，以局部皮肤发热为度。

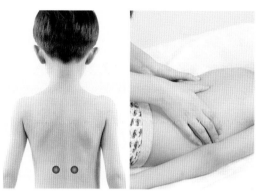
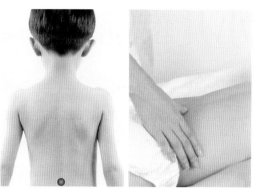

5 脾俞（点按法）

用拇指指腹点按脾俞穴3分钟，以局部有酸胀感为度。

6 命门（点按法）

用拇指指腹点按命门穴3分钟，以局部有酸胀感为度。

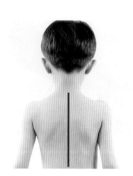

7 脊（提捏法）

用拇指、食指指腹相对用力，提捏脊背皮肤3~6次。

TIPS

小儿疳积伴饮食欠佳、体虚瘦弱者可适当刺激足三里穴。

随证加穴

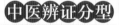

中医辨证分型

①积滞伤脾

形体消瘦，体重不增，腹部胀满，精神不振，夜眠不安，大便恶臭或秘结。

②气血两亏

面色萎黄或苍白，毛发枯黄稀疏，骨瘦如柴，精神萎靡或烦躁，啼声低小。

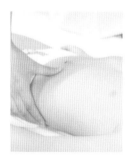

积滞伤脾——天枢

用拇指指腹按揉天枢穴3分钟，以局部有酸胀感为度。

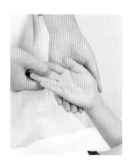

气血两亏——四横纹

用拇指指端依次掐按四横纹穴50次，以局部有酸痛感为度。

小儿夜啼 初现，按摩理疗安眠

扫二维码
看视频

　　小儿夜啼症，常见于1岁以内的哺乳期婴儿。主要表现为婴儿长期夜间烦躁不安，啼哭不停，或时哭时止，天明始见转静，日间则一切如常。小儿夜啼初期进行按摩可除烦安眠，无论是脾脏虚寒、心经积热还是乳食积滞引起的夜啼，均可使用按摩理疗法。

基础按摩手法

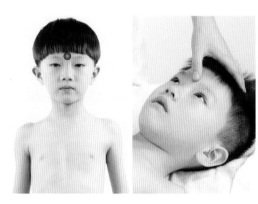

1 印堂（按揉法）

用拇指指腹按揉印堂穴3分钟，力度轻柔，以局部皮肤潮红为度。

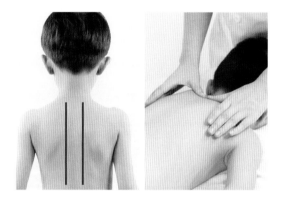

2 膀胱经（推法）

用拇指指腹推膀胱经5次，力度适中，以局部皮肤潮红为度。

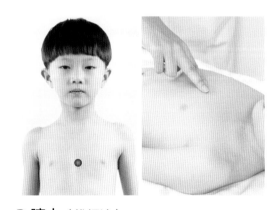

3 膻中（推揉法）

将食指、中指指腹置于膻中穴上，一推一揉30次，以局部皮肤潮红为度。

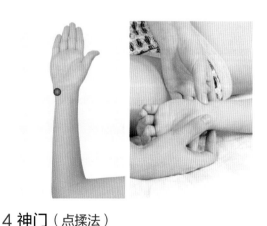

4 神门（点揉法）

用拇指指腹以点二下揉三下的频率，点揉神门穴2分钟，以局部有酸胀感为度。

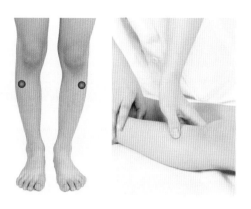
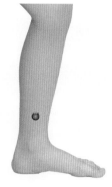
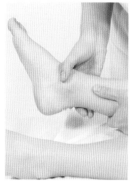

5 足三里（点揉法）

用拇指指腹以点二下揉三下的频率，点揉足三里穴2分钟，以局部有酸胀感为度。

6 三阴交（点揉法）

用拇指指腹以点二下揉三下的频率，点揉三阴交穴2分钟，以局部有酸胀感为度。

随证加穴

中医辨证分型

①脾脏虚寒
睡喜俯卧曲腰而啼，四肢发凉，饮食欠佳，大便溏，面色青白。

②心经积热
睡喜仰卧，见灯火则啼哭愈甚，烦躁不安，小便短赤，大便秘结。

③乳食积滞
夜间阵发啼哭，脘腹胀满，打嗝，呕吐乳块，腹痛，腹泻，大便酸臭。

脾脏虚寒——脾经

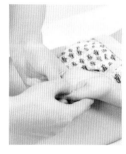

用大拇指的指腹推揉脾经穴50～100次。

心经积热——心经

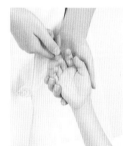

用拇指指腹自指端向指根方向直推心经50～100次。

乳食积滞——天枢

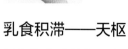

用拇指指腹按揉天枢穴3分钟，以局部有酸胀感为度。

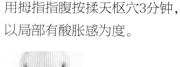
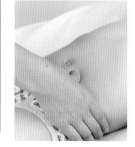

小儿多动症 不停，按摩神安心亦宁

扫二维码
看视频

小儿多动症即注意缺陷多动障碍，与同龄儿童相比，患儿有明显的注意力不集中、易受干扰、活动过度等特征。小儿多动症初期进行按摩可醒脑安神，无论是精血亏虚、心脾两虚还是痰火扰心引起的多动症，均可使用按摩理疗法。

基础按摩手法

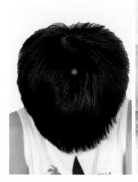
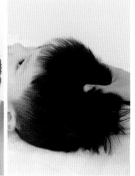

1 百会（按揉法）

用拇指指腹按揉百会穴2分钟，力度适中，以局部有酸胀感为度。

2 内关（按揉法）

用拇指指腹按揉内关穴2分钟，力度适中，以局部有酸胀感为度。

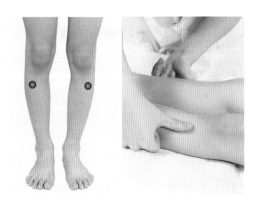
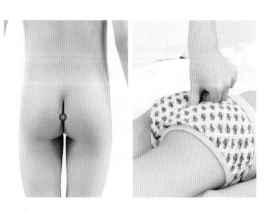

3 足三里（按揉法）

用拇指指腹按揉足三里穴2~3分钟，力度适中，以局部有酸胀感为度。

4 龟尾（按揉法）

用拇指指腹按揉龟尾穴50次，力度适中，以局部有酸胀感为度。

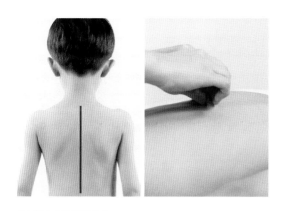

5 脊（提捏法）

用拇指、食指指腹相对用力，提捏脊背皮肤3～6次。

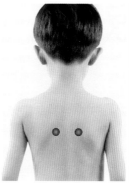

6 心俞（推按法）

用拇指指腹推按心俞穴2分钟，力度适中，以局部透热为度。

随证加穴

中医辨证分型

①精血亏虚
形体瘦削，面色萎黄，精神不振，反应迟钝，注意力涣散，多动而不暴戾，自控能力差。
②心脾两虚
多动不静，行为杂乱而无目的性，精神涣散，自汗，心悸健忘，厌食，偏食，面色少华。
③痰火扰心
多动难静，烦躁不宁，冲动任性，注意力不集中，胸中烦热，食少，口渴，尿赤。

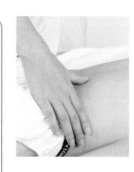

精血亏虚——肾俞

用拇指指腹推按肾俞穴30次，以局部皮肤潮红为度。

心脾两虚——血海

用拇指指腹按揉血海穴30次，以局部皮肤潮红为度。

痰火扰心——耳后高骨

用拇指指腹揉耳后高骨30次，以局部皮肤潮红为度。

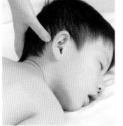

小儿遗尿 真有效，补虚止遗艾灸疗

扫二维码
看视频

　　小儿遗尿是指小儿睡眠中小便自遗，醒后方觉的病症。多见于3岁以上的儿童。若3岁以上的小儿一个月内尿床次数达到3次以上，就属于不正常了。小儿遗尿初期进行艾灸可补虚止遗，无论是肾气不足还是脾肺气虚引起的遗尿，均可使用艾灸理疗法。

基础艾灸手法

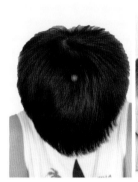
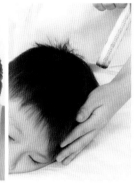

1 百会（温和灸法）
用艾条温和灸法灸治百会穴10分钟，以皮肤温热而无灼痛感为度。

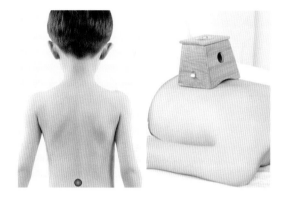

2 命门（温和灸法）
点燃艾灸盒灸治命门穴10分钟，以局部皮肤潮红为度。

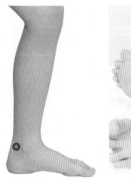
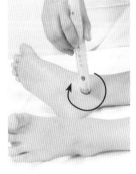

3 太溪（回旋灸法）
用艾条回旋灸法灸治太溪穴10分钟，以皮肤温热潮红为度。

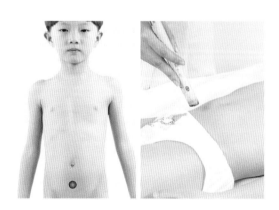

4 关元（温和灸法）
用艾条温和灸法灸治关元穴10分钟，以局部皮肤潮红为度。

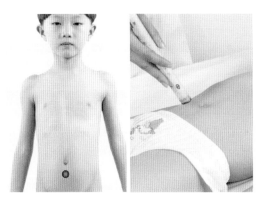
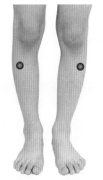
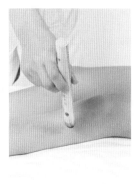

5 气海（温和灸法）

用艾条温和灸法灸治气海穴10分钟，以局部皮肤潮红为度。

6 足三里（温和灸法）

用艾条温和灸法灸治足三里穴10分钟，以热感循经传导、气至病所为佳。

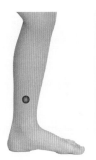
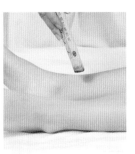

7 三阴交（温和灸法）

用艾条温和灸法灸治三阴交穴10分钟，以热感循经传导，气至病所为佳。

TIPS

小儿遗尿伴躁扰不宁、哭闹者可适当刺激心俞穴。

随证加穴

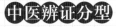

中医辨证分型

①肾气不足

面色苍白，智力迟钝，倦怠乏力，肢冷形寒，腰腿酸软，小便清长。

②脾肺气虚

面色无华，气短乏力，自汗，形瘦乏力，食欲不振，大便溏薄。

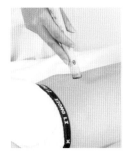

肾气不足——肾俞

点燃艾条，用艾条温和灸法灸治肾俞穴10分钟。

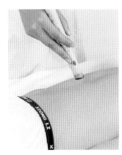

脾肺气虚——脾俞

点燃艾条，用艾条温和灸法灸治脾俞穴10分钟。

附录： 107种病症经穴组合理疗检索

病症	最佳疗法	基础取穴	随证加穴
头痛	拔罐	大椎、印堂、合谷、中脘、外关、风门	瘀血头痛+血海 肝阳头痛+太溪 痰蒙清窍+丰隆
偏头痛	按摩	太阳、百会、风池、上星、头维、列缺	风热头痛+大椎 肝气郁结+太冲 气血两虚+足三里
眩晕	艾灸	百会、风池、神阙、足三里、脾俞、肾俞、肝俞	气血亏虚+血海 肾精不足+照海
贫血	按摩	中脘、足三里、血海、神阙	
低血压	艾灸	气海、神阙、足三里、心俞	
心律失常	按摩	通里、内关、神门、心俞、膻中、中冲	心虚胆怯+胆俞 心脾两虚+足三里 阴虚火旺+太溪
失眠	按摩	百会、印堂、太阳、头维、内关、神门	肝郁化火+太冲 阴虚火旺+肾俞 心胆气怯+胆俞
神经衰弱	艾灸	百会、内关、行间、三阴交	
疲劳综合征	按摩	气海、列缺、足三里、合谷	
空调病	刮痧	太阳、风池、大椎、定喘	
感冒	拔罐	肺俞、肩井、大椎、合谷、太阳、外关	风寒感冒+风门 风热感冒+曲池 暑湿感冒+中脘
咳嗽	刮痧	肺俞、至阳、风府、大椎、膻中、列缺	风寒袭肺+风门 风热犯肺+曲池 痰湿阻肺+丰隆
发热	拔罐	大椎、曲池、风门、尺泽、内庭、太阳	气虚发热+足三里 阴虚发热+肝俞 血虚发热+血海
中暑	刮痧	大椎、委中、曲池、外关、合谷、涌泉	气营两燔+内关 痰热内闭心包+丰隆 邪热内陷心包+厥阴俞

病症	最佳疗法	基础取穴	随证加穴
慢性咽炎	拔罐	大椎、尺泽、合谷、中府、肺俞、曲池	阴虚火炎型+肝俞 痰阻血瘀型+膈俞 阴虚津枯型+涌泉
支气管炎	按摩	中府、膻中、尺泽、列缺、丰隆、涌泉	风寒袭肺+风池 风热犯肺+曲池 痰湿蕴肺+太冲
肺炎	刮痧	大椎、身柱、肺俞、天突	
胸闷	按摩	膻中、大包、期门、中府	
哮喘	按摩	天突、内关、列缺、天宗、肺俞、膻中	风寒外袭+合谷 痰热阻肺+丰隆 肾气虚+关元
打嗝	按摩	天突、膻中、内关、中脘、太冲、足三里	胃火上逆+内庭 胃寒积滞+胃俞 肝气郁滞+期门
呕吐	刮痧	胃俞、中脘、足三里、上巨虚、内关、合谷	痰饮内阻+丰隆 肝气犯胃+肝俞 脾胃虚寒+脾俞
胃痛	刮痧	胃俞、脾俞、中脘、天枢、内关、足三里	寒邪客胃+上脘 饮食停滞+梁门 瘀血停滞+膈俞
慢性胃炎	拔罐	中脘、内关、足三里、胃俞、气海、肝俞	胃阴不足+三阴交 脾胃虚寒+脾俞 肝胃气滞+太冲
慢性胆囊炎	刮痧	日月、章门、足三里、三阴交、期门、胆俞	肝气郁结+太冲 瘀血停滞+膈俞 肝胆湿热+阴陵泉
胆结石	刮痧	阴陵泉、期门、丘墟、日月	
肝炎	刮痧	太冲、期门、悬枢、至阳	
腹胀	刮痧	中脘、脾俞、胃俞、肝俞、合谷、足三里	腑气不通+天枢 脾虚湿困+阴陵泉 肝气郁滞+太冲
腹泻	艾灸	中脘、天枢、关元、神阙、脾俞、足三里	肝脾不调+肝俞 肾阳虚衰+肾俞 脾虚湿困+阴陵泉

（续表）

病症	最佳疗法	基础取穴	随证加穴
便秘	刮痧	大肠俞、肝俞、脾俞、天枢、支沟、上巨虚	胃肠燥热+内庭 气机郁滞+太冲 阴寒凝结+关元
痢疾	拔罐	天枢、大巨、足三里、关元、曲池、气海	湿热痢+阴陵泉 寒湿痢+中脘 休息痢+肾俞
痔疮	拔罐	大肠俞、足三里、三阴交、承山、气海、脾俞	湿热下注+阴陵泉 脾虚下陷+中脘 风伤肠络+次髎
脱肛	艾灸	天枢、神阙、百会、气海	
急性肠炎	刮痧	天枢、内关、足三里、三阴交	
肥胖症	拔罐	脾俞、天枢、丰隆、阴陵泉、上巨虚、足三里	气虚痰壅+肺俞 胃肠积热+内庭 肾阳亏虚+肾俞
甲亢	艾灸	中脘、关元、风池、肾俞	
慢性肾炎	拔罐	志室、大横、京门、命门、肾俞、曲池、次髎	脾虚湿蕴+阴陵泉 瘀血内阻+膈俞
前列腺炎	刮痧	命门、中极、曲泉、三阴交、大肠俞、太溪、肾俞	气滞血瘀+膈俞 湿热下注+三焦俞
膀胱炎	拔罐	三焦俞、膀胱俞、昆仑、气海、曲池、关元、肾俞	膀胱湿热+阴陵泉 阴虚湿热+次髎
尿道炎	拔罐	肾俞、气海、阴陵泉、腰阳关、曲池、次髎、膀胱俞	膀胱湿热型+三阴交 肝胆郁热型+肝俞
尿潴留	刮痧	关元、气海、阴陵泉、三阴交、膀胱俞、肾俞、中极	湿热内蕴+曲池 瘀血阻滞+血海
早泄	艾灸	肾俞、腰阳关、神阙、中极、关元、足三里、太溪	肾虚不固+志室 心脾亏虚+血海
阳痿	按摩	神阙、气海、关元、命门、肾俞、腰阳关、八髎	心脾两虚+血海 湿热下注+阴陵泉
遗精	刮痧	肾俞、关元、神门、足三里、三阴交、太溪、涌泉	心肾不交+心俞 湿热下注+阴陵泉
肾结石	刮痧	气海俞、足三里、三阴交、肾俞	
阴囊潮湿	刮痧	阴陵泉、三阴交、脾俞、肾俞	

病症	最佳疗法	基础取穴	随证加穴
性冷淡	按摩	神阙、肾俞、会阳、京门	
不育症	拔罐	肾俞、足三里、命门、肝俞	
月经不调	刮痧	关元、子宫、三阴交、中极、气海、血海	实热证+行间 寒凝证+关元 肝郁证+期门
痛经	艾灸	关元、八髎、肾俞、三阴交、足三里、血海	气滞血瘀+膈俞 寒凝血瘀+腰阳关 肾气亏虚+太溪
闭经	艾灸	血海、足三里、三阴交、中极、归来、肝俞	气血虚弱+气海 肾气亏虚+太溪 气滞血瘀+太冲
崩漏	拔罐	大椎、气海、水泉、关元、膈俞、太冲、命门	血热妄行+血海 脾不摄血+三阴交
带下病	拔罐	肾俞、腰阳关、三阴交、关元、次髎、脾俞	湿热下注+阴陵泉 脾气虚弱+足三里 肾气亏虚+照海
子宫脱垂	艾灸	带脉、阴交、长强、神阙、气海、关元、百会	中气下陷+中脘 肾气不固+肾俞
慢性盆腔炎	拔罐	肾俞、关元、三阴交、腰阳关、气海、心俞	湿热下注+阴陵泉 气滞血瘀+太冲 肾气亏虚+太溪
乳腺增生	刮痧	中脘、乳根、天宗、肩井、肝俞、三阴交、阳陵泉	气滞痰凝+期门 气滞血瘀+膈俞
产后缺乳	拔罐	天宗、膏肓、期门、肩井、脾俞、肝俞、合谷	肝郁气滞+太冲 气血亏虚+中脘
产后腹痛	拔罐	肾俞、腰阳关、气海、关元、足三里、三阴交、肝俞	血瘀腹痛+膈俞 血虚腹痛+血海
更年期综合征	刮痧	太阳、印堂、肾俞、肝俞、腰阳关、命门、三阴交	肝阳上亢+太冲 痰气郁结+丰隆
不孕症	拔罐	关元、肾俞、次髎、三阴交、足三里、血海	肝气郁滞+肝俞 痰湿内阻+丰隆 肾阳亏虚+命门
胎位不正	艾灸	血海、足三里、太溪、至阴	

病症	最佳疗法	基础取穴	随证加穴
高血压	刮痧	印堂、太阳、人迎、内关、曲池、涌泉	肝阳上亢+行间 痰湿内阻+中脘 瘀血阻滞+膈俞
高血脂	刮痧	大椎、心俞、膈俞、脾俞、足三里、阳陵泉	痰浊郁阻+丰隆 肝气郁滞+肝俞 胃热腑实+内庭
糖尿病	按摩	脾俞、胃俞、三焦俞、肾俞、足三里、三阴交	燥热伤肺+肺俞 胃燥津伤+章门 肾阴亏虚+太溪
冠心病	按摩	大椎、心俞、膻中、巨阙、足三里、内关	心血瘀阻+膈俞 寒凝心脉+气海 心肾阳虚+命门
中风后遗症	按摩	风府、风池、委中、百会、印堂、合谷	痰瘀阻络+丰隆 气虚血瘀+血海 肝肾亏虚+太溪
脂肪肝	拔罐	肝俞、期门、足三里、脾俞、太溪、膈俞	肝气郁滞+章门 脾虚湿盛+阴陵泉 肝肾亏虚+三阴交
肩周炎	刮痧	风池、肩井、哑门、大椎、天宗、肩髃、臂臑	气滞血瘀+膈俞 风寒入络+风府
腰椎间盘突出	拔罐	肾俞、大肠俞、委中、承山、腰阳关、命门、次髎	寒湿证+大椎 瘀血证+膈俞
骨质疏松	按摩	云门、肩井、天宗、缺盆	
颈椎病	艾灸	大杼、肩髃、阳池、后溪、风池、曲池、肩井	寒湿阻络+大椎 气血两虚+足三里
落枕	刮痧	大椎、天宗、肩外俞、后溪、列缺、合谷、悬钟	风寒袭络+风池 气滞血瘀+膈俞
膝关节炎	按摩	犊鼻、承山、血海、委中	
小腿抽筋	艾灸	委中、承山、阳陵泉、足三里	
脚踝疼痛	按摩	阳陵泉、悬钟、解溪、昆仑	
腰酸背痛	拔罐	肾俞、命门、大肠俞、委中	
急性腰扭伤	按摩	肾俞、委中、跗阳、环跳	
腰肌劳损	刮痧	命门、腰阳关、承扶、殷门	

病症	最佳疗法	基础取穴	随证加穴
坐骨神经痛	刮痧	肾俞、命门、委中、环跳	
强直性脊柱炎	拔罐	大椎、委中、足三里、夹脊	
类风湿性关节炎	按摩	内关、曲池、足三里、昆仑	
麦粒肿	刮痧	风池、曲池、天井、合谷	
鼻炎	艾灸	上星、风池、合谷、迎香	
牙痛	刮痧	下关、颊车、合谷、行间、太溪、地仓、足三里	胃火上逆+内庭 风火牙痛+外关
咽喉肿痛	拔罐	肺俞、大椎、合谷、阴谷、外关、内庭	外感风热+曲池 肺胃实热+胃俞 肾阴虚+照海
急性扁桃体炎	刮痧	天突、孔最、曲池、大陵、太渊、合谷	风热表证+大椎 肺胃热盛+少商 阴虚火旺+太溪
耳鸣、耳聋	按摩	印堂、听宫、百会、风池、翳明、肾俞	痰火郁结+阴陵泉 肾精亏虚+太溪 脾胃虚弱+足三里
痤疮	刮痧	脾俞、合谷、足三里、丰隆、三阴交、阴陵泉	肺经蕴热+曲池 脾胃湿热+胃俞 血瘀痰凝+膈俞
皮肤瘙痒	拔罐	大椎、脾俞、血海、肺俞、曲池、天枢、肝俞	阴虚内热+太溪 肺热瘙痒+尺泽
黄褐斑	刮痧	气海、关元、太溪、太冲	
湿疹	拔罐	脾俞、足三里、阴陵泉、三阴交	
荨麻疹	刮痧	风门、厥阴俞、阴陵泉、曲池	
带状疱疹	拔罐	阴陵泉、三阴交、内庭、血海	
神经性皮炎	拔罐	大椎、身柱、肺俞、血海	
小儿感冒	按摩	天门、坎宫、太阳、一窝风、肩井、肺经	风寒感冒+三关 风热感冒+天河水 体虚感冒+肾俞
小儿咳嗽	刮痧	廉泉、天突、膻中、肺俞、列缺、合谷、定喘	风寒咳嗽+大椎 风热咳嗽+曲池

（续表）

病症	最佳疗法	基础取穴	随证加穴
小儿发热	按摩	天河水、肺经、六腑、曲池	
小儿扁桃体炎	刮痧	廉泉、天突、太溪、曲池	
小儿咽炎	刮痧	缺盆、风府、肺俞、心俞	
小儿哮喘	艾灸	神阙、足三里、三阴交、涌泉	
小儿流涎	按摩	腹、中脘、板门、外劳宫、三关、承浆、足三里	脾胃湿热+胃经 脾气虚弱+脾经
小儿便秘	按摩	天枢、合谷、足三里、腹、大肠经、脾俞、龟尾	虚证便秘+脊 实证便秘+板门
小儿腹泻	刮痧	膻中、肓俞、商曲、上廉、足三里、大肠俞、天枢	寒湿泻+脾俞 湿热泻+曲池
小儿厌食	刮痧	足三里、三阴交、脾俞、胃俞、心俞、中脘、天枢	脾失健运+阴陵泉 胃阴不足+照海
小儿疳积	按摩	脾经、板门、大肠经、神阙、脾俞、命门、脊	积滞伤脾+天枢 气血两亏+四横纹
小儿夜啼	按摩	印堂、膀胱经、膻中、神门、足三里、三阴交	脾脏虚寒+脾经 心经积热+心经 乳食积滞+天枢
小儿多动症	按摩	百会、内关、足三里、龟尾、脊、心俞	精血亏虚+肾俞 心脾两虚+血海 痰火扰心+耳后高骨
小儿遗尿	艾灸	百会、命门、太溪、关元、气海、足三里、三阴交	肾气不足+肾俞 脾肺气虚+脾俞